40 岁妊娠日记

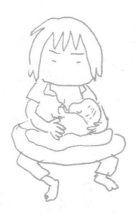

[日]大田垣晴子　著

安潇潇　译

黑龙江科学技术出版社

写在最前

2009年9月，我发现自己怀孕了。为了记录自己身体出现的变化，我开始写起了日记。

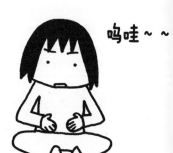

呜哇~~

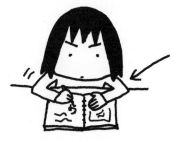

毕竟只是个人日记，画风和文笔都普普通通。但是呢~

在拿给编辑井上小姐看了之后

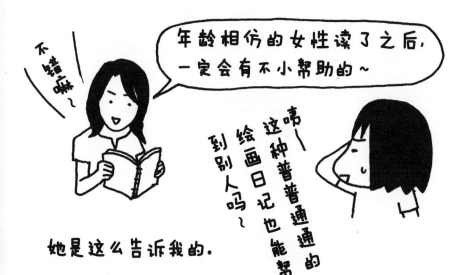

不错嘛~

年龄相仿的女性读了之后，一定会有不小帮助的~

唔——这种普普通通的绘画日记也能帮到别人吗~

她是这么告诉我的。

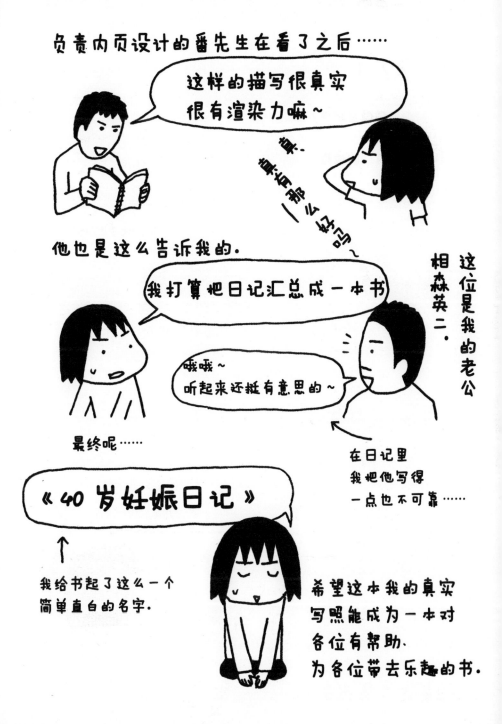

负责内页设计的番先生在看了之后……

这样的描写很真实
很有渲染力嘛~

真是一部佳作啊~

他也是这么告诉我的.

我打算把日记汇总成一本书

哦哦~
听起来还挺有意思的~

这位是我的老公
相森英二.

在日记里
我把他写得
一点也不可靠……

最终呢……

《40岁妊娠日记》

↑
我给书起了这么一个
简单直白的名字.

希望这本我的真实
写照能成为一本对
各位有帮助.
为各位带去乐趣的书.

怀孕？！

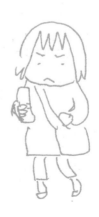

怀孕前期

怀孕中期

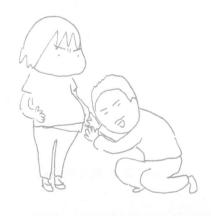

怀孕后期

终于要生啦！

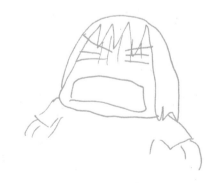

怀孕？！

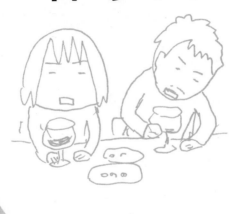

验孕棒微微呈阳性?

2009 年 9 月 4 日（星期五）

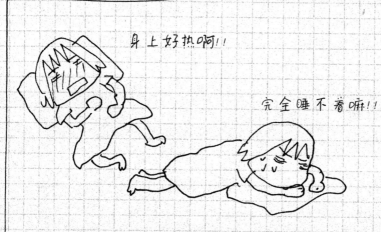

身上好热啊!!

完全睡不着嘛!!

从上上周开始就一直有点儿感冒迹象。不过都拖了这么长时间。怎么还是浑身懒懒的啊~

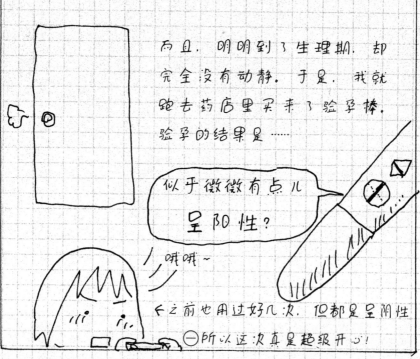

而且，明明到了生理期，却完全没有动静。于是，我就跑去药店里买来了验孕棒。验孕的结果是……

似于微微有点儿 呈阳性?

哦哦~

←之前也用过好几次。但都是呈阴性

所以这次真是超级开心!

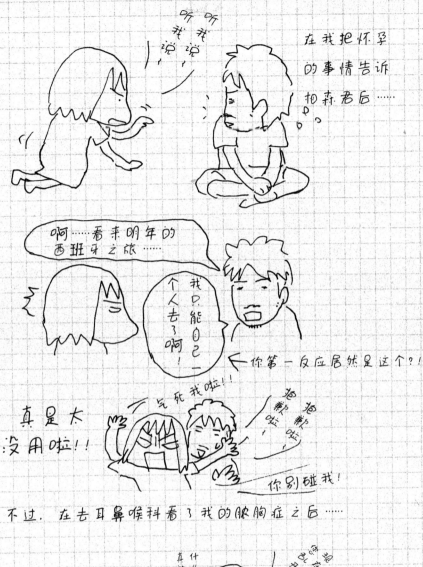
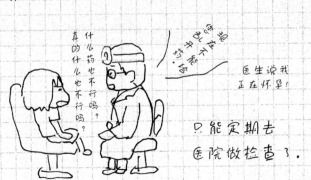

2009 年 9 月 5 日（星期六）

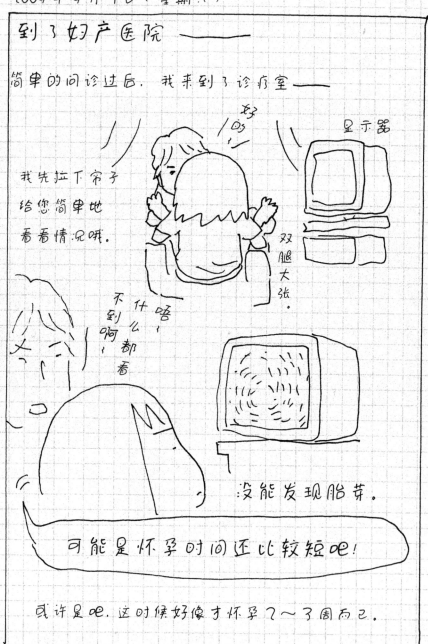

到了妇产医院

简单的问诊过后，我来到了诊疗室——

好的

显示器

我先拉下帘子
给您简单地
看看情况哦。

双腿大张。

不到啊~
什么都看
唔~

没能发现胎芽。

可能是怀孕时间还比较短吧！

或许是吧。这时候好像才怀孕了 2～3 周而已。

做了尿检之后

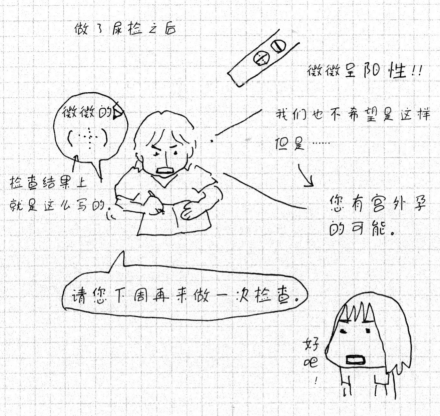

微微呈阳性!!

微微的

我们也不希望是这样
但是……

检查结果上
就是这么写的

您有宫外孕
的可能。

请您下周再来做一次检查。

好
oe
!

最终，这次的检查什么都
没有查明白。

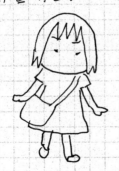

这样的结果最闹心了。

因为完全没法安排接下来的
工作和日程。

还是没有结果

2009年9月11日（星期五）

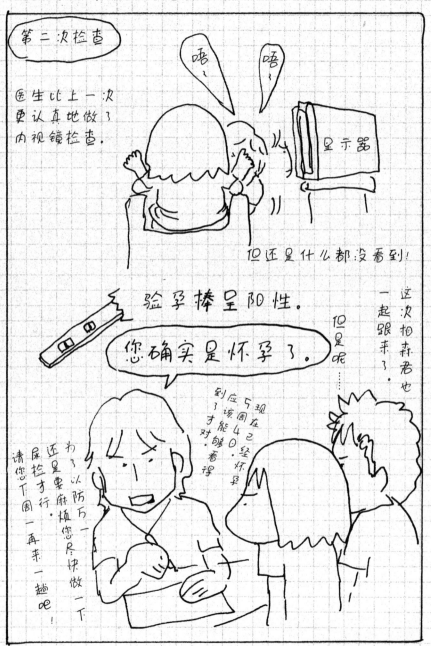

据说, 正常人群怀孕, 宫外孕的
概率为1%。

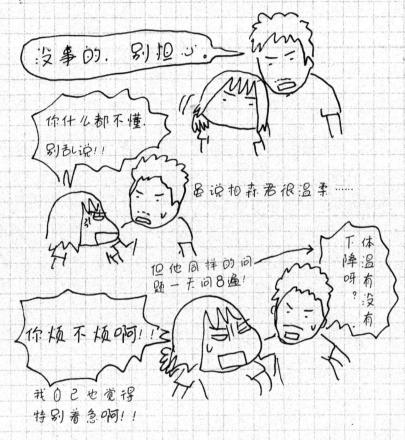

没事的, 别担心。

你什么都不懂. 别乱说!!

虽说柏森君很温柔……

但他同样的问题一天问8遍!

体温有没有下降呀?

你烦不烦啊!!

我自己也觉得特别着急啊!!

这种什么都查不清楚的感觉简直太累人了……

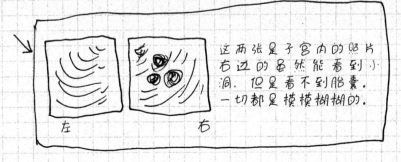

左　　右

这两张是子宫内的照片右边的虽然能看到小洞. 但是看不到胎囊. 一切都是模模糊糊的。

复诊

2009年9月14日（星期一）

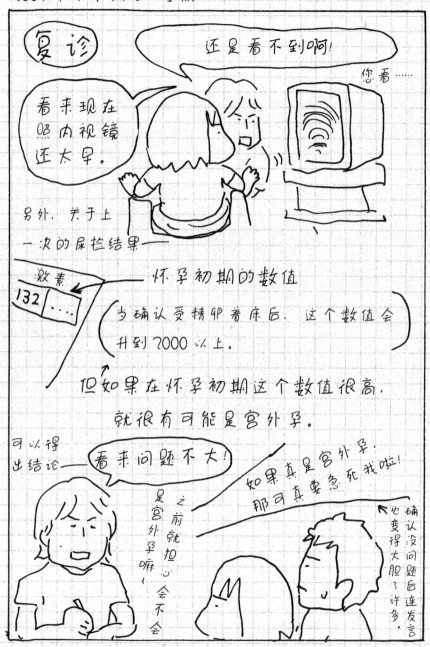

就这样，下次检查被定在一星期以后啦。

虽说我也有点儿担心孩子是不是长得太慢.

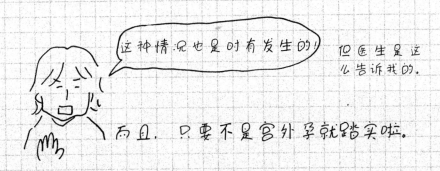

这种情况也是时有发生的!

但医生是这么告诉我的.

而且. 只要不是宫外孕就踏实啦.

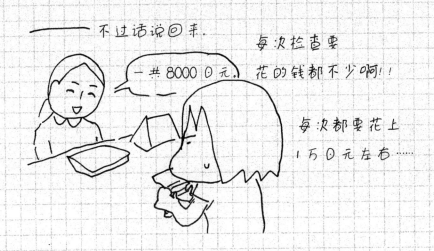

不过话说回来.

每次检查要花的钱都不少啊!!

一共8000日元.

每次都要花上
1万日元左右……

能看到胎芽啦？！

2009年9月19日（星期六）

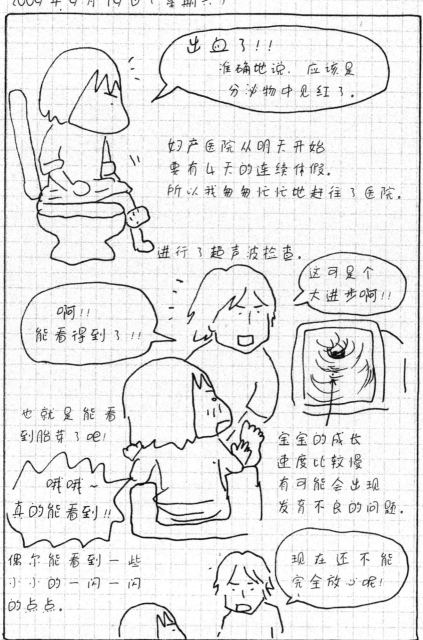

出血了！！
准确地说，应该是
分泌物中见红了。

妇产医院从明天开始
要有4天的连续休假。
所以我匆匆忙忙地赶往了医院。

进行了超声波检查。

啊！！
能看得到了！！

这可是个
大进步啊！！

也就是能看
到胎芽了吧！

宝宝的成长
速度比较慢
有可能会出现
发育不良的问题。

哦哦~
真的能看到！！

偶尔能看到一些
小小的一闪一闪
的点点。

现在还不能
完全放心呢！

医生让我两周后再来做一次检查。

医生说分泌物中的血迹（偏茶色）问题不大。

不过医生也说，一旦出血就要尽快来医院就诊！！

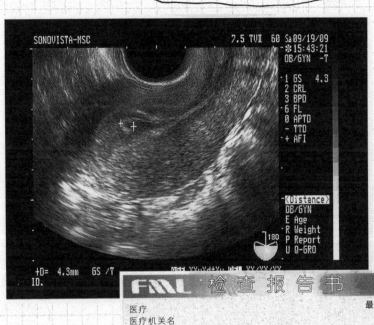

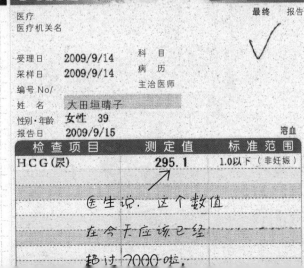

流产

2009年9月20日（星期日）20：00

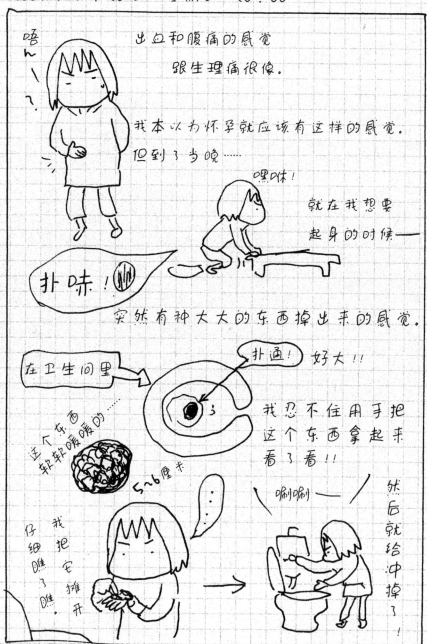

→ ……之后，我上网查那到底是什么……

用"怀孕初期肿块"做关键词搜索了一下。

刚才……那个是流产了…？

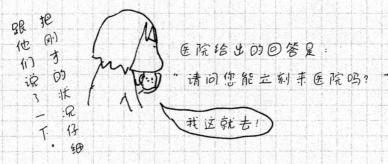

……我突然觉得很不安，就给医院打了个电话……

把刚才的状况仔细跟他们说了一下。

医院给出的回答是："请问您能立刻来医院吗？"

我这就去！

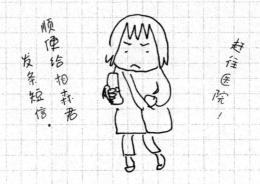

顺便给相森君发条短信。

赶往医院！

2009 年 9 月 20 日（星期日）21：00

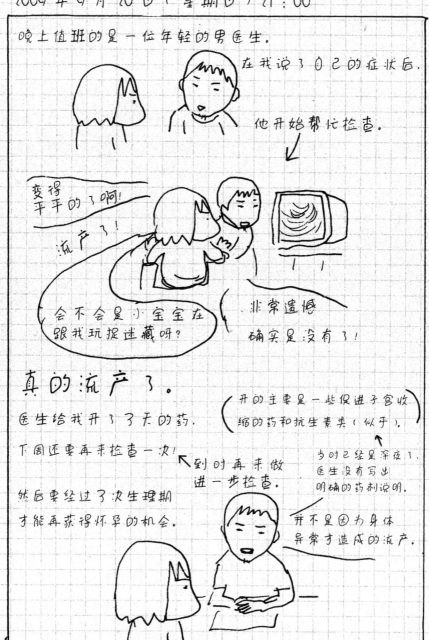

晚上值班的是一位年轻的男医生。

在我说了自己的症状后。

他开始帮忙检查。

变得平平的了啊！

流产了！

会不会是小宝宝在跟我玩捉迷藏呀？

非常遗憾确实是：没有了！

真的流产了。

医生给我开了了天的药。

下周还要再来检查一次！

（开的主要是一些促进子宫收缩的药和抗生素类（似乎）。

到时再来做进一步检查。

当时已经是深夜了。医生没有写出明确的药剂说明。

然后要经过了次生理期才能再获得怀孕的机会。

并不是因为身体异常才造成的流产。

来医院前已经做了一定的心理准备.
所以没有受到太大的打击.

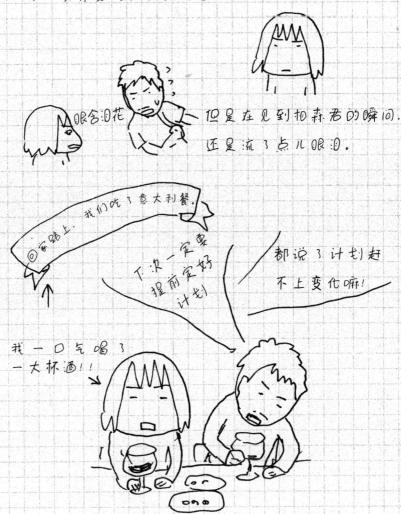

眼含泪花

但是在见到相森君的瞬间.
还是流了点儿眼泪.

回家路上. 我们吃了意大利餐.

下次一定要提前定好计划

都说了计划赶
不上变化嘛!

我一口气喝了
一大杯酒!!

流产之后

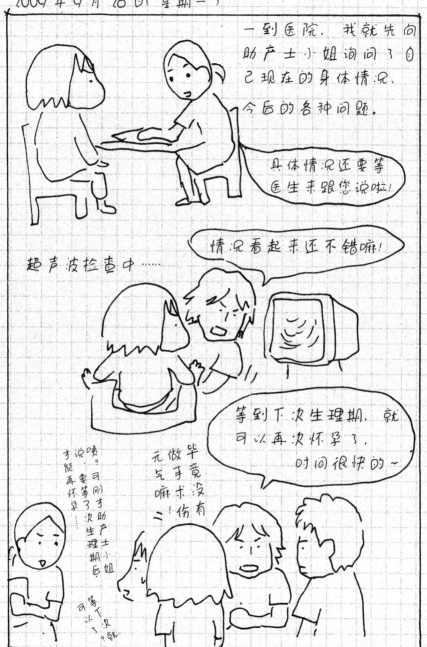

一到医院，我就先向助产士小姐询问了自己现在的身体情况、今后的各种问题。

具体情况还要等医生来跟您说啦！

超声波检查中……

情况看起来还不错嘛！

等到下次生理期，就可以再次怀孕了。时间很快的～

咦？可刚才助产士小姐说能再要怀孕了……要等下次生理期后……可等下次就……

毕竟做手术没有伤，元气嘛！

一旦流产了3次．就要被做出这样的诊断：

今天．医生告诉
我说．这次是我
第3次流产。
流产原因"九成"
是染色体的问题。
"一成"是两人白细胞的什么部位非常相像。

"关于不孕症的检查"

这种病症是因为染色体异常而
引起的．并不是夫妻二人的问题……

导致受精卵没能长大……
并不是我的血液出了什么问题……

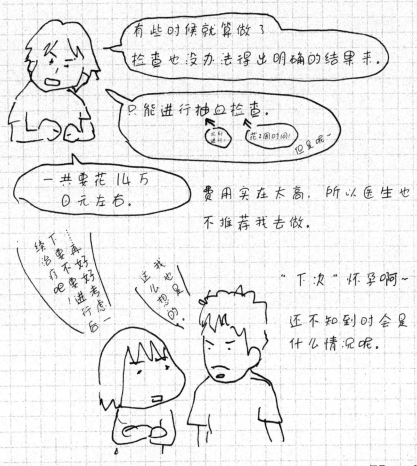

关于早期流产 ← 也就是怀孕不满 12 周的流产

早期流产的分类

- 完全流产……胎儿和胎盘等完全离开子宫

- 稽留流产……胎儿在子宫内死亡

- 不完全流产……部分胎儿和胎盘等仍旧残留在子宫内

- 胞状奇胎……因细胞分裂异常而导致胎儿无法发育

> 主要就是以上这几种了。

除了完全流产外，其余几种都要动手术取出体内残余的部分。

听说，10 名孕妇里，就会有 1 人出现早期流产的问题。

嘘~

> 所以说，怀孕初期时，一定要注意观察自身的情况

其实，之前我也曾怀孕过一次但那时候柏森君他……

刚怀孕时，还不能随便告诉别人呢！

但话虽如此……

我已经告诉○○啦~

可不可以也告诉给△△呢~

他因为兴奋过头所以逢人就说我怀孕的事！！

你个长舌妇！！！

—— 但是在那之后

就确定了是稽留流产（在怀孕第 7 周的时候）。

弄得我和柏森君都好伤心。

听说我流产后，不少朋友都打来了慰问电话。我这才知道原来这么多人都曾有过流产的经历。

呜呜~
号啕大哭中！

我也曾经流产过啦！

其实我以前也流产过……

我也是！

还有机会再生的！

为了尽快抚平内心的伤痛，我本来不打算把流产的事告诉那么多人的。
但是那时候，
实在是伤心过头，
大家的慰问电话反而让我内心好受了许多。

我怎么不知你们都流产过啊！！

←发自内心的号叫！

一年后，我再次怀孕了（就是第25页之前的日记内容）。但是再一次出现了完全流产。

或许这就是我的命吧……

这家伙也是！
没有之前那么激动。

这次多少已经有些预感了，能平心静气地送走这个孩子。

据说，流产的原因多出于受精卵的异常情况。
但是，如果连续流产了次以上，就有可能是
夫妻之间出现了"同种免疫异常"。

医生的这些解释让我觉得非常不安——

这时就要做第25页提到的"不孕症检查"。因为有可能是夫妻双方的遗传基因过于相像，所以才导致了不孕症。

算了，爱怎样怎样吧！

最终，还是没有接受检查。

两人相守一生也不错嘛！

这样想着，我们的生活又重回平静了。

再次出现吉兆

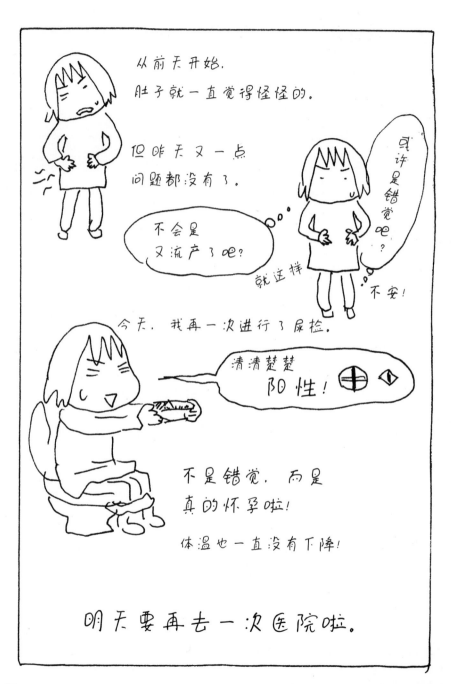

怀孕前期

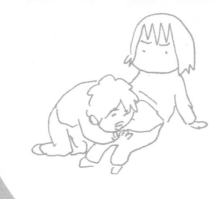

再次出现阳性!

2009年10月25日(星期日)

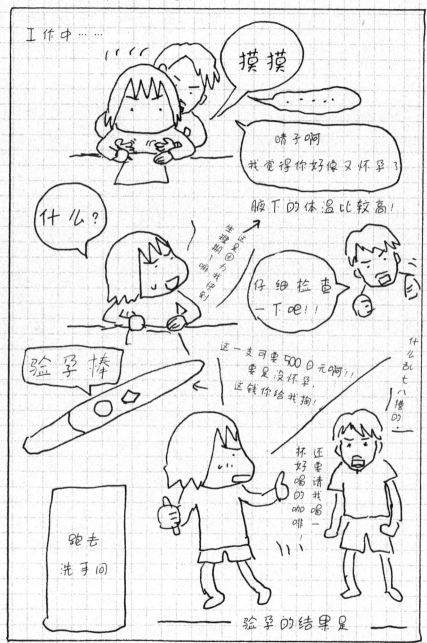

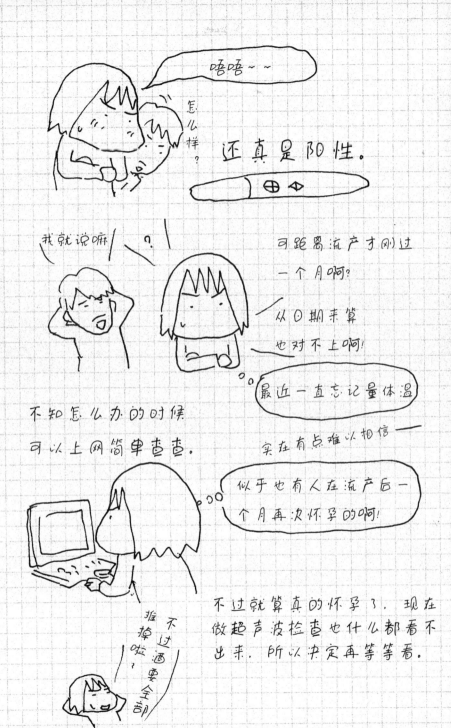

超声波检查 & 尿检

|第4周第5日|

2009 年 10 月 30 日（星期五）

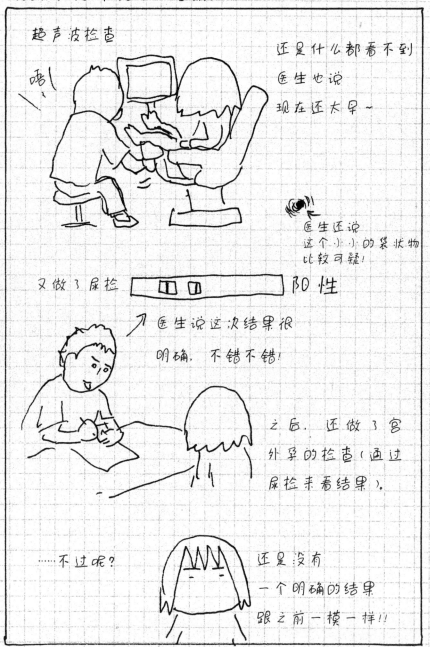

超声波检查

唔！

还是什么都看不到
医生也说
现在还太早～

医生还说
这个小小的袋状物
比较可疑！

又做了尿检　　阳性

医生说这次结果很
明确. 不错不错!

之后. 还做了宫
外孕的检查（通过
尿检来看结果）.

……不过呢?

还是没有
一个明确的结果
跟之前一模一样!!

不过奇怪的是. 体温似乎有点下降了.

32

医院搬家了，变得更干净更便捷了。
而且，和以前一样的态度与气氛
让我觉得非常亲切。

下次检查要一星期以后啦……

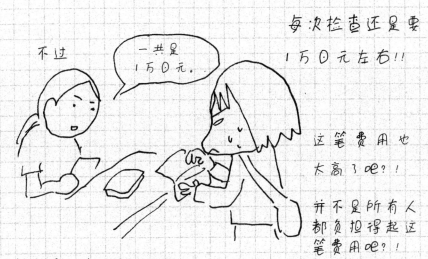

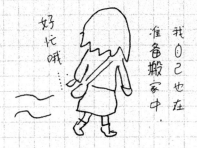

打针

2009 年 11 月 6 日（星期五）

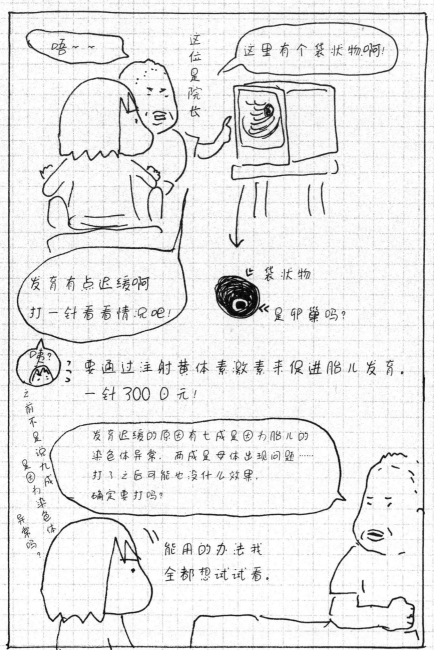

就这样，定好了 2 周后的下一次复查。

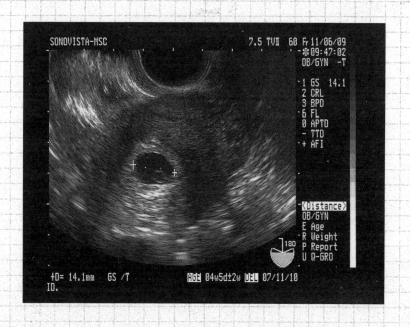

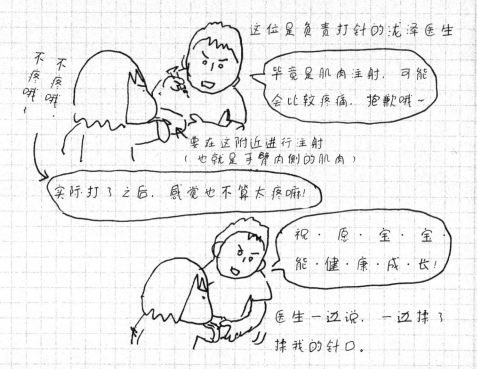

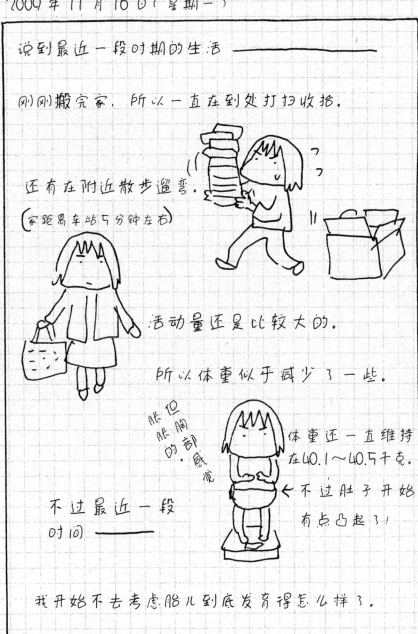

最近的变化

2009 年 11 月 16 日（星期一）

说到最近一段时期的生活 ————

刚刚搬完家，所以一直在到处打扫收拾。

还有在附近散步遛弯。

（家距离车站5分钟左右）

活动量还是比较大的。

所以体重似乎减少了一些。

胀但胀胸的部感觉

体重还一直维持在40.1～40.5千克。

←不过肚子开始有点凸起了!

不过最近一段时间 ————

我开始不去考虑胎儿到底发育得怎么样了。

变化

食欲似乎比之前小了一些？

准确说来 →

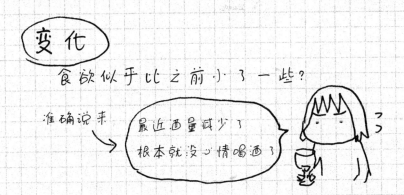

最近酒量减少了，根本就没心情喝酒了

而且，开始吃饭了（米饭哦），但吃得还是不多（之前一般都不怎么吃米饭的）。

因为一般都是只喝酒……

开始早睡早起啦！

为了保证晚上 11:00 之前就能睡着，我都是早早就钻进被窝了。

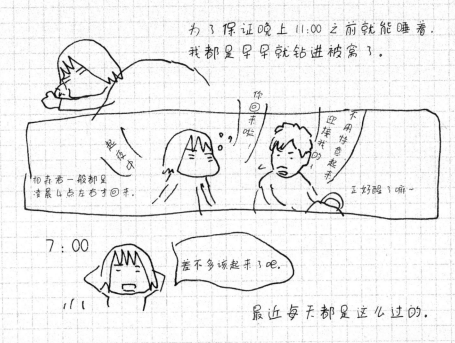

你回来啦！

起没女

不用特意起来迎接我的

拍来君一般都是凌晨4点左右才回来。

正好醒了嘛～

7:00

差不多该起来了吧。

最近每天都是这么过的。

能看到胎儿啦

2009年11月20日（星期五）

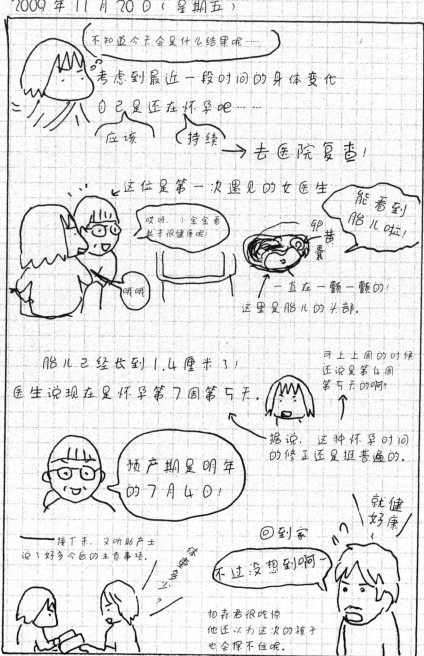

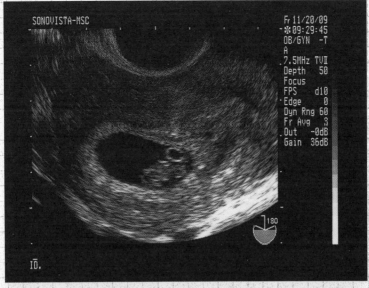

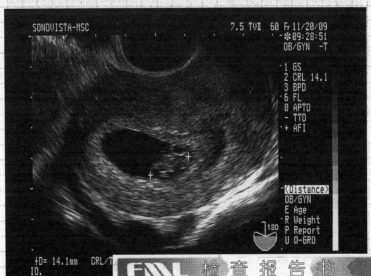

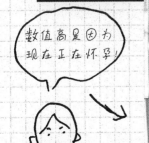

数值高是因为
现在正在怀孕!

这位是助产士

FML 检查报告书

医疗
医疗机关名

受理日   2009/10/30   科　目
采样日   2009/10/30   病　历
编号No   主治医师
姓　名   大田垣晴子
性别·年龄 女性 40
报告日   2009/10/31

最终 报告

检查项目	测定值	标准范围
HCG(尿)	1572.0	1.0以下(非妊娠)

出血?!

2009年11月23日（星期一）

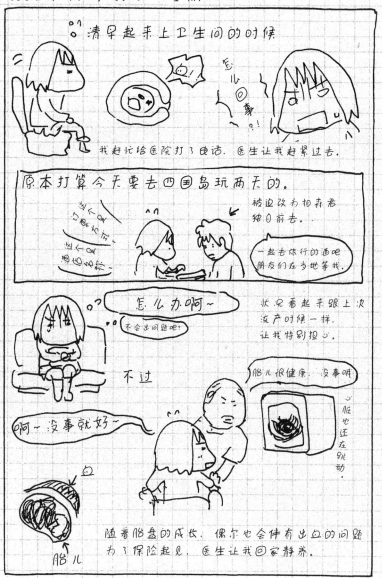

清早起来上卫生间的时候

怎么回事?!

怎么回事?!

我赶忙给医院打了电话，医生让我赶紧过去。

原本打算今天要去四国岛玩两天的。

可能去不成了~~

还是别去了~~

被迫改为柏森君独自前去。

一起去旅行的酒吧朋友们在当地等我。

怎么办啊~

不会出问题吧?

不过

状况看起来跟上次流产时候一样，让我特别担心。

胎儿很健康，没事哦

心脏也还在跳动。

啊~没事就好~

随着胎盘的成长，偶尔也会伴有出血的问题，为了保险起见，医生让我回家静养。

胎儿

但回家之后才发现，我忘记带钥匙了!!

这样让我怎么静养嘛!!

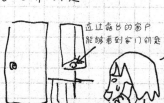

透过嚣8的窗户能够看到家门钥匙!!

啊~我到底在忙活什么呀~~

最终，还是请房东来帮忙打开的大门。

之所以会突然出问题.

恐怕是因为昨天我在寒风中干等了30分钟吧.

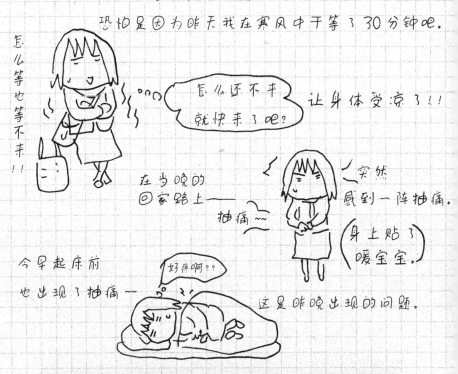

怎么等也等不来！！

怎么还不来
就快来了吧?

让身体受凉了！！

在当晚的
回家路上——
抽痛~~

突然
感到一阵抽痛.

（身上贴了
暖宝宝.）

今早起床前
也出现了抽痛~~

好疼啊??

这是昨晚出现的问题.

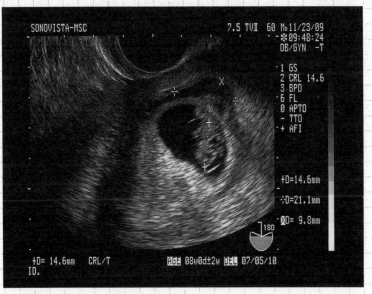

12月上旬

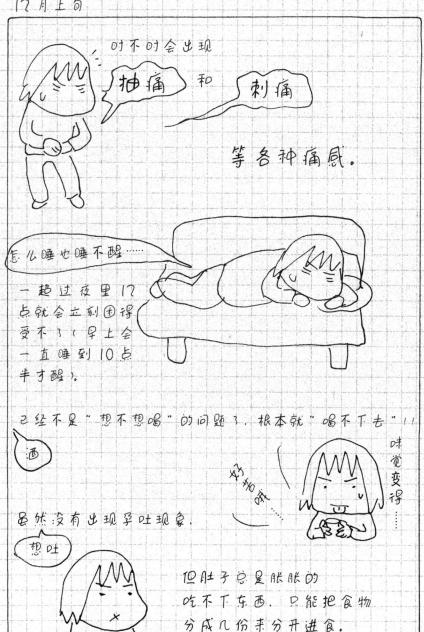

虽然没有出血，但是一旦在睡梦中

打个喷嚏——

阿嚏！

好痛！

好疼好疼！！

立刻会感觉到一阵剧痛！！

柏森君会赶忙来
摸摸我的肚子。

不知道胎儿有没有健康长大……

只能不抱任何
期待地等待下
一次复诊……

不过肚子确实
是越来越大了……

小脚的剧烈运动

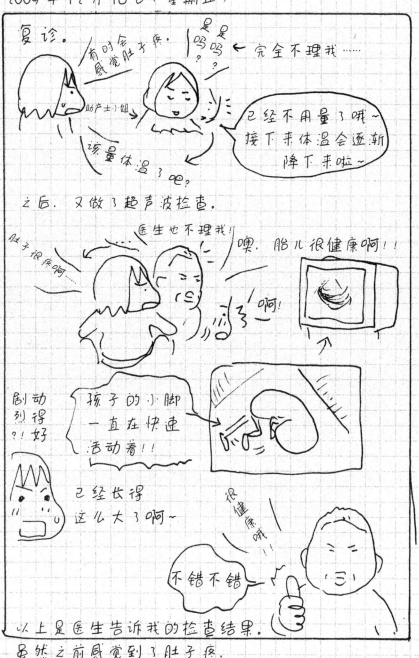

最后还去做了血液检查。

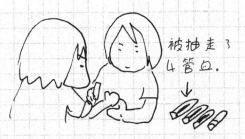

被抽走了
4管血。

下一次检查是4个星期以后啦。

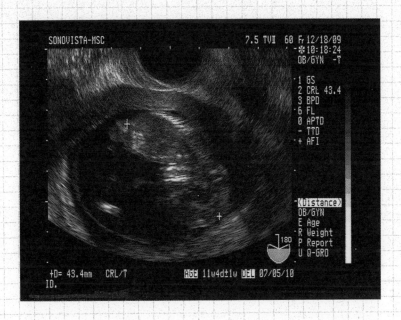

12月24日（星期四）

由于我还没有把怀孕的事情
告诉给身边的朋友和同事，所以在年终大会上，
我还是必须陪着大家一起喝酒。

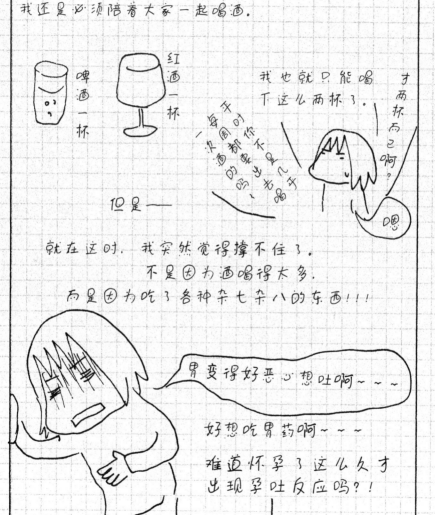

啤酒一杯

红酒一杯

我也就只能喝下这么两杯了。

由于你怀孕了，这周的酒都不能喝了吗，下次周的酒都不能喝了吗

两杯而已啊？

嗯

但是——

就在这时，我突然觉得撑不住了。
不是因为酒喝得太多。
而是因为吃了各种杂七杂八的东西！！！

胃变得好恶心想吐啊～～～

好想吃胃药啊～～～

难道怀孕了这么久才出现孕吐反应吗？！

都说孕吐反应一般只持续到怀孕第12周……
现在正好是第12周……

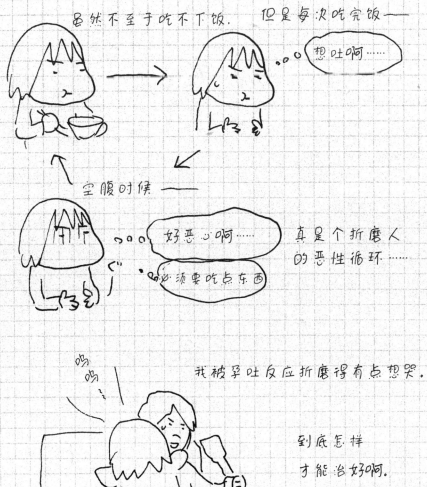

有点小抑郁

近来闲闲
没事做

2010年1月8日(星期五)

12月28日

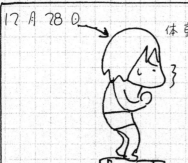

体重变成39.8千克了！！
倒也不是没有食欲.
而是吃完饭后的恶心
呕吐感越来越严重.
平时几乎一直待在家里
(完全没有出门).

不知不觉的.
开始有点小抑郁了.

而且最近都是
动不动就躺到床上去.

不过很快. 体重就恢复了正常. 而且又升了上去.

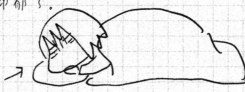

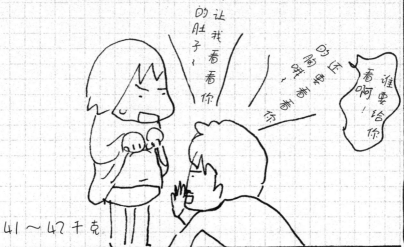

41～42千克

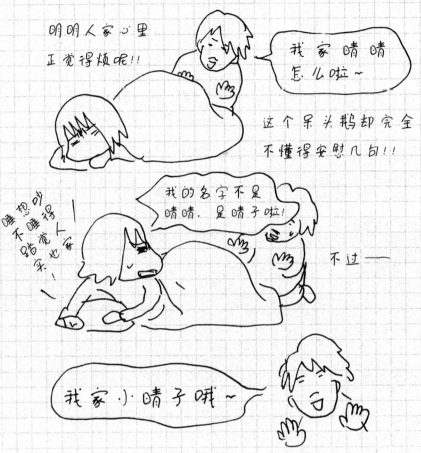

这句话就成了呆头鹅的口头禅。

最近几天里

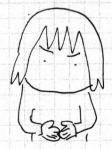

完全没有感觉到肚子里有什么动静。反而让我担心得要命。

但又不知道自己能做些什么。

饮食习惯的各种变化

服用的药物和饮食情况.

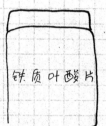

铁质叶酸片

102片的片剂. 每天按量服用

早晚服用

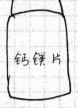

钙镁片

104片的片剂. 每天按量服用

早晚服用

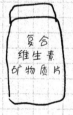

复合
维生素
矿物质片

103片的片剂. 每天服用1片

早上服用

Chocola BB
白瓶

104片的片剂. 每天服用2片

晚上服用

注：Chocola BB 白瓶：日本的一种消除疲劳、补充维生素的药品。

我原本就比较注重饮食营养，
怀孕之后
变得更注重营养均衡了。

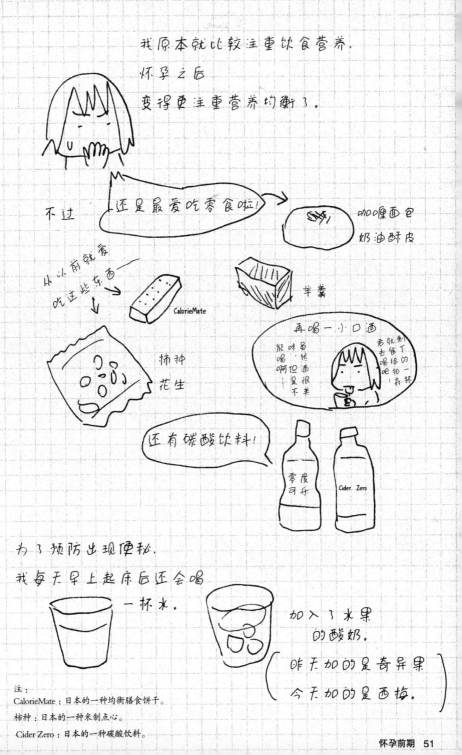

不过　——还是最爱吃零食啦！

咖喱面包
奶油酥皮

从以前就爱吃这些东西—→

CalorieMate

羊羹

柿种
花生

再喝一小口酒

能味虽然喝啊但是很不美

若就剩下喝给的吧小一样杯

还有碳酸饮料！

零度可乐

Cider Zero

为了预防出现便秘，
我每天早上起床后还会喝
一杯水。

加入了水果的酸奶。

（昨天加的是奇异果
今天加的是西梅。

注：
CalorieMate：日本的一种均衡膳食饼干。

柿种：日本的一种米制点心。

Cider Zero：日本的一种碳酸饮料。

清晰可见的胎儿！

2010 年 1 月 15 日（星期五）

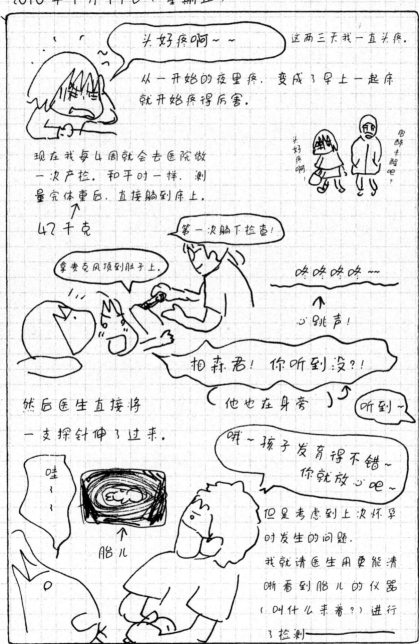

头好疼啊~~

这两三天我一直头疼。

从一开始的夜里疼，变成了早上一起床就开始疼得厉害。

头好疼啊

宿醉未醒吧？

现在我每4周就会去医院做一次产检。和平时一样，测量完体重后，直接躺到床上。

47 千克

第一次躺下检查！

拿麦克风顶到肚子上。

咚咚咚咚~~

↑
心跳声！

相森君！你听到没？！

他也在身旁

听到~

然后医生直接将一支探针伸了过来。

哇~~

哦~孩子发育得不错~你就放心吧~

胎儿

但是考虑到上次怀孕时发生的问题。我就请医生用更能清晰看到胎儿的仪器（叫什么来着？）进行了检测——

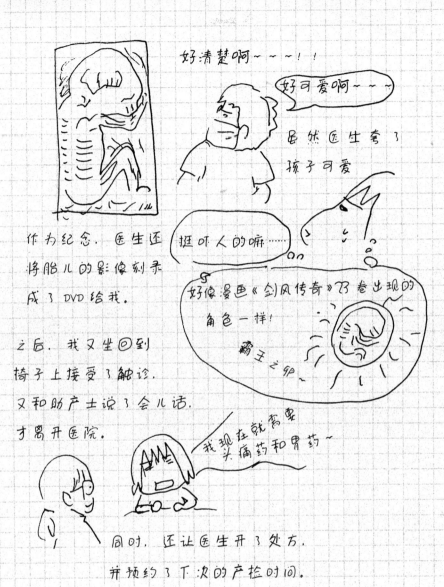

好清楚啊～～～！！

好可爱啊～～～

居然医生夸了孩子可爱

作为纪念，医生还将胎儿的影像刻录成了DVD给我。

挺吓人的嘛……

好像漫画《剑风传奇》乃卷出现的角色一样！

霸王之卵～

之后，我又坐回到椅子上接受了触诊，又和助产士说了会儿话，才离开医院。

我现在就需要头痛药和胃药～

同时，还让医生开了处方，并预约了下次的产检时间。

……但是头痛一直停不下来！！

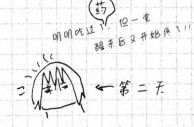

药

明明吃过了，但一觉醒来后又开始疼了！！

←第二天

清晰可见的胎儿！

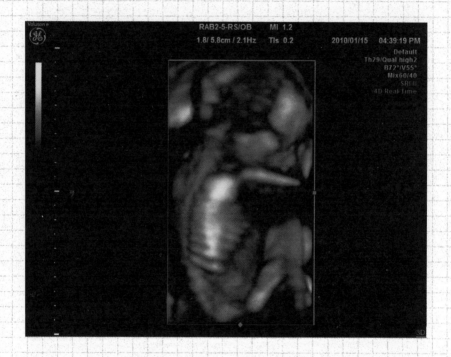

目前还没有几家妇产医院设置了
能拍摄3D写真的仪器。

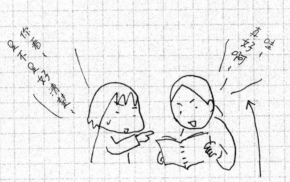

还被朋友
小羡慕了一下……

唐氏筛查

2010 年 1 月 19 日（星期二）

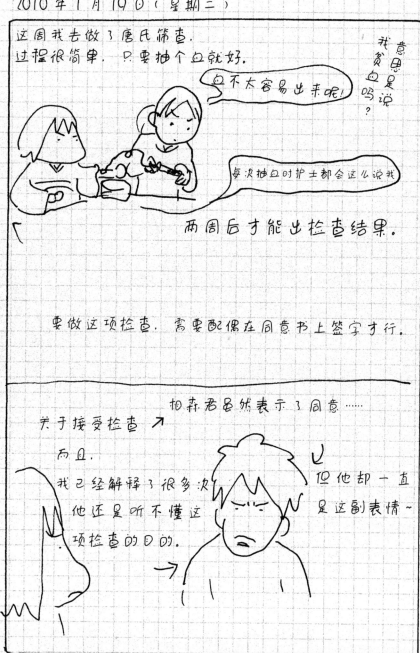

这周我去做了唐氏筛查。
过程很简单。只要抽个血就好。

血不太容易出来呢！

意思是说我贫血吗？

每次抽血时护士都会这么说我

两周后才能出检查结果。

要做这项检查。需要配偶在同意书上签字才行。

关于接受检查 ↗

柏森君居然表示了同意……

而且，
我已经解释了很多次
他还是听不懂这
项检查的目的。

但他却一直
是这副表情～

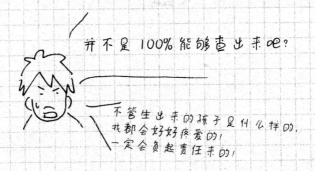

并不是100%能够查出来吧?

不管生出来的孩子是什么样的,
我都会好好疼爱的!
一定会负起责任来的!

柏森君如是说——

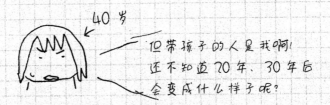

40岁

但带孩子的人是我啊!
还不知道20年、30年后
会变成什么样子呢?

我才不相信柏森君能负责照顾好孩子呢。

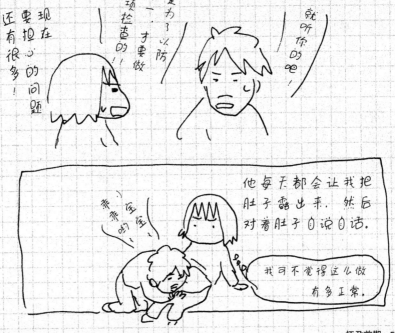

还要现有担在心很的多问的题!

这项检查是为了以防万一才要做的!!

就听你的吧!

他每天都会让我把
肚子露出来。然后
对着肚子自说自话。

乖乖宝宝的

我可不觉得这么做
有多正常。

高龄分娩的不安

←所谓"高龄"指的就是35岁以上的人。

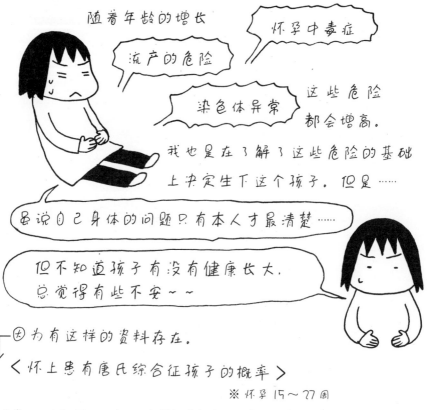

随着年龄的增长

怀孕中毒症

流产的危险

染色体异常

这些危险都会增高。

我也是在了解了这些危险的基础上决定生下这个孩子。但是……

虽说自己身体的问题只有本人才最清楚……

但不知道孩子有没有健康长大。总觉得有些不安~~

因为有这样的资料存在。

〈怀上患有唐氏综合征孩子的概率〉

※怀孕 15~27 周

20岁……1/1177 ←（1177 名孕妇中就有 1 人会生下这样的患儿！）

30岁……1/700

35岁……1/295

40岁……1/86 ←（86 名孕妇中就有 1 人会生下这样的患儿！）

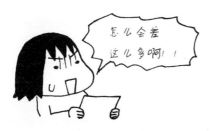

怎么会差这么多啊！！

※不过也有一种说法是，高龄产妇本身人数就不多。所以概率才这么高。

所以才需要用"唐氏筛查"来检查母体血清（血液检查），计算出生下唐氏综合征患儿的概率。

这点很重要哦！

这项能查出的仅仅是概率，并不是完全确诊。

要想确诊，必须要进行准确率 99% 的"羊水检查"才行。

这项需要通过抽取羊水进行的检查，会让孕妇有 1/300 的概率流产。

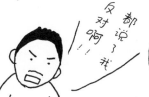

年近四十

我的一个朋友

以我的年龄来说，恐怕没办法把患儿顺利抚养长大！

带着这样的想法接受了羊水检查之后也顺利分娩了。

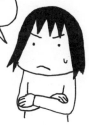

明知如此，但还是要接受检查吗？

如果检查结果说自己的孩子患有"唐氏综合征"，那要怎么办呢？是生还是不生呢？（概率是 99%，并不是 100%）

（羊水检查要在怀孕5个月前后的时候进行。如果决定不要孩子，就必须进行"堕胎"手术。）

都对我说？啊！

上天赐给我的小生命，我怎么能轻易决定他的去留？！

这的确是个难题。

无论怎样，都是我们可爱的孩子啊！

最终，我还是没接受这项检查……

我所在的医院

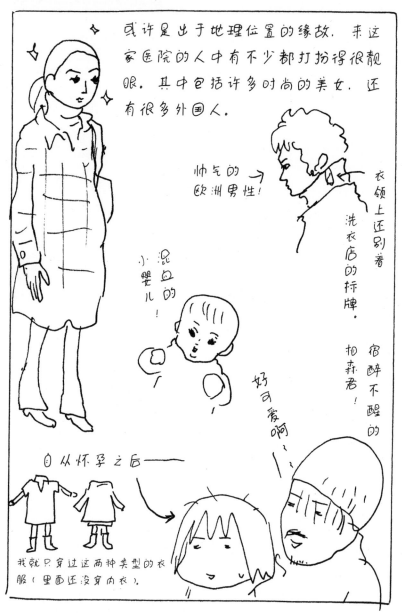

或许是出于地理位置的缘故，来这家医院的人中有不少都打扮得很靓眼。其中包括许多时尚的美女，还有很多外国人。

帅气的欧洲男性！→

衣领上还别着洗衣店的标牌。

宿醉不醒的相森君！

混血的小婴儿！

好可爱啊

自从怀孕之后——

我就只穿过这两种类型的衣服（里面还没穿内衣）。

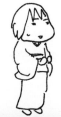

日常要出门的时候，我会穿着和服糊弄过去。

60

怀孕中期

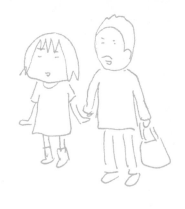

慵慵懒懒

2010 年 1 月 26 日（星期二）

昨天来的客人一直到凌晨 4 点才走。

上午 10 点的时候还有事情要谈。根本没怎么睡。

但柏森君却一直睡到中午才醒。

去叫外卖
咖喱饭吧！

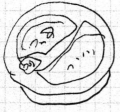

我叫了外卖海鲜咖喱后
一直慵慵懒懒地躺在床上。

整整穿了 10 个
半小时的和服～

下午. 我们约好要去高雄君的画廊。

柏森君的朋友

去看艺术展和现场作画。

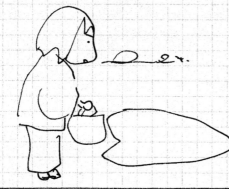

到目前为止.
我的身体状况
还一切正常 ……

我们在原宿吃中式餐的时候——

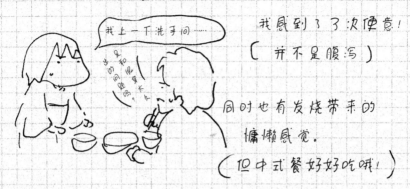

我上一下洗手间……

我感到了了7次便意！
〔并不是腹泻〕

同时也有发烧带来的
慵懒感觉。

（但中式餐好好吃哦！）

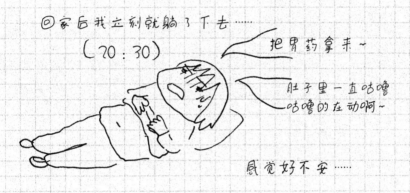

回家后我立刻就躺了下去……
（20 : 30）

把胃药拿来～

肚子里一直咕噜
咕噜的在动啊～

感觉好不安……

1月27日（星期三）

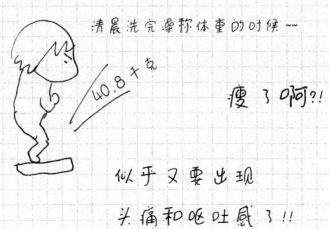

清晨洗完澡称体重的时候～～

40.8千克

瘦了啊?!

似乎又要出现

头痛和呕吐感了!!

唐氏筛查的结果

2010年7月12日（星期五）健康检查

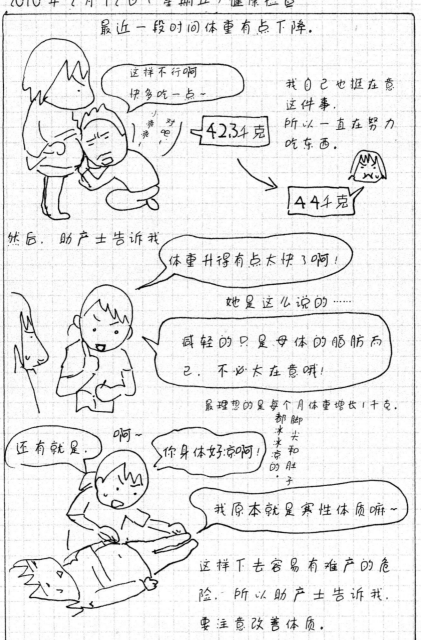

最近一段时间体重有点下降.

这样不行啊 快多吃一点~

我自己也挺在意这件事. 所以一直在努力吃东西.

42.3千克

44千克

然后. 助产士告诉我

体重升得有点太快了啊!

她是这么说的......

减轻的只是母体的脂肪而已. 不必太在意哦!

最理想的是每个月体重增长1千克.

脚尖和肚子都冰冰凉的.

还有就是.

啊~

你身体好凉啊!

我原本就是寒性体质嘛~

这样下去容易有难产的危险. 所以助产士告诉我. 要注意改善体质.

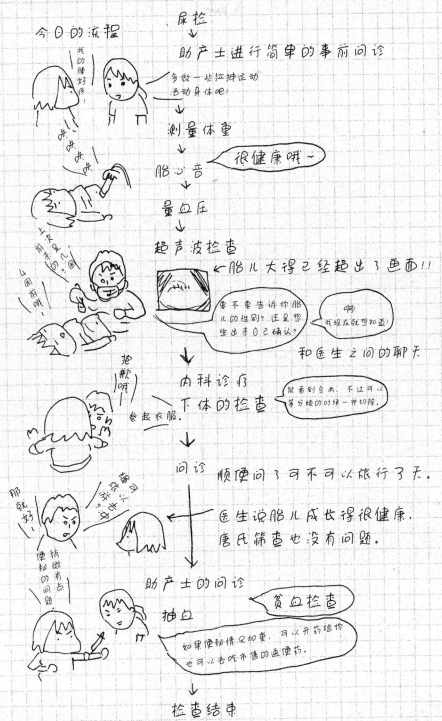

超声波检查图　现在已经有20厘米左右了

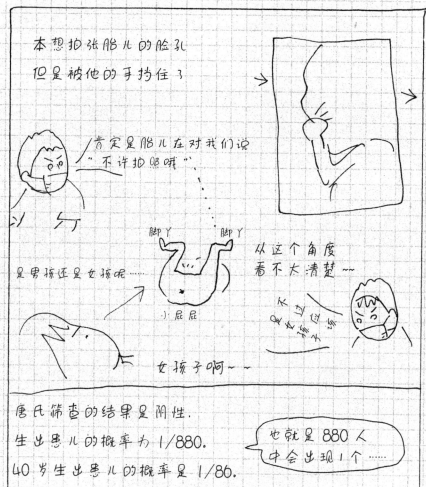

本想拍张胎儿的脸孔
但是被他的手挡住了

肯定是胎儿在对我们说
"不许拍照哦"

是男孩还是女孩呢……

脚丫　　脚丫

小屁屁

从这个角度
看不大清楚～～

不过也有可能是男孩子

女孩子啊～～

唐氏筛查的结果是阴性.
生出患儿的概率为1/880.
40岁生出患儿的概率是1/86.

也就是880人
中会出现1个……

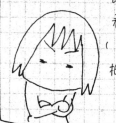

都说最好在年轻的时候生孩子.
看来确实年轻的时候危险小很多啊.
(20岁生出患儿的
概率是1/1177)

不过我肯定会毫不
犹豫生下这个孩子!

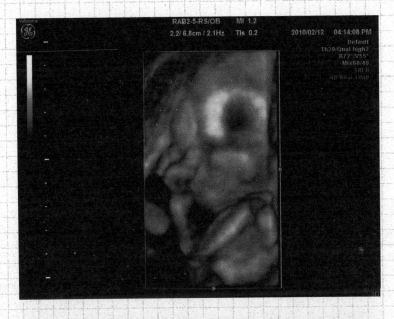

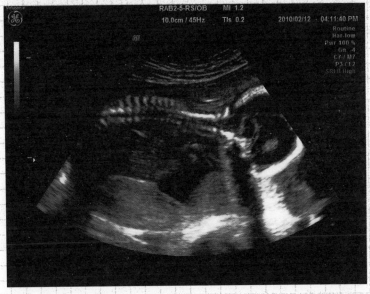

最近的生活

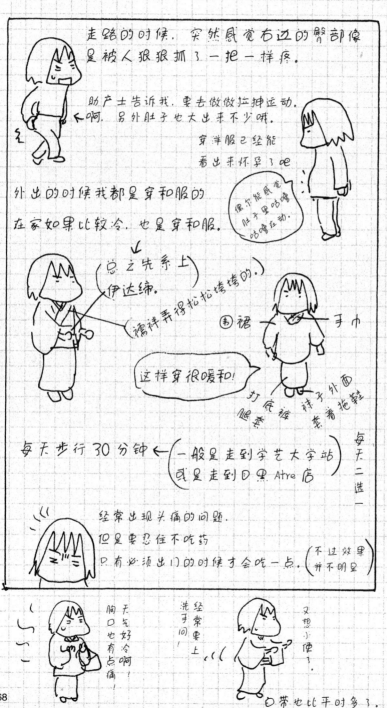

走路的时候，突然感觉右边的臀部像是被人狠狠抓了一把一样疼。

助产士告诉我，要去做做拉抻运动。

←啊，另外肚子也大出来不少哦。

穿洋服已经能看出来怀孕了吧

假如不能风裙肚子里咕噜咕噜在动。

外出的时候我都是穿和服的
在家如果比较冷，也是穿和服。

（总之先系上）
伊达缔。

禧祥弄得松松垮垮的。

围裙 ← → 手巾

这样穿很暖和！

打底裤 裤子外面
眼套裤 套着拖鞋

每天步行30分钟 ←（一般是走到学艺大学站）
（或是走到目黑 Atre 店）

每天二选一

经常出现头痛的问题。
但是要忍住不吃药
只有必须出门的时候才会吃一点。

（不过效果并不明显）

天气好冷啊！
胸口也有点痛！

经常要上洗手间！

又想小便了。

白带也比平时多了。

柏森君每天都要看看我的肚子。

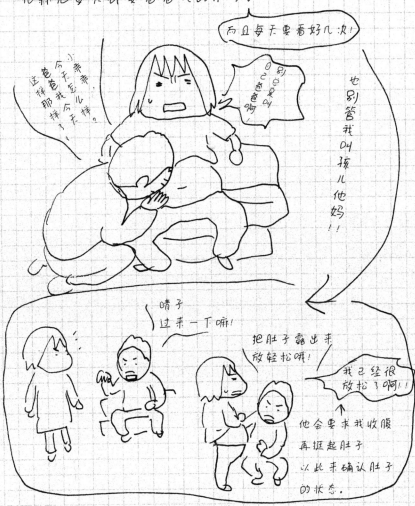

睡觉的时候，我会把电热宝放在肚子上。

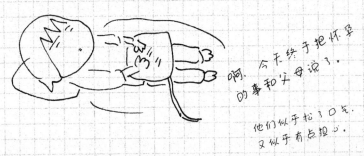

2010 年 7 月 19 日（星期二）

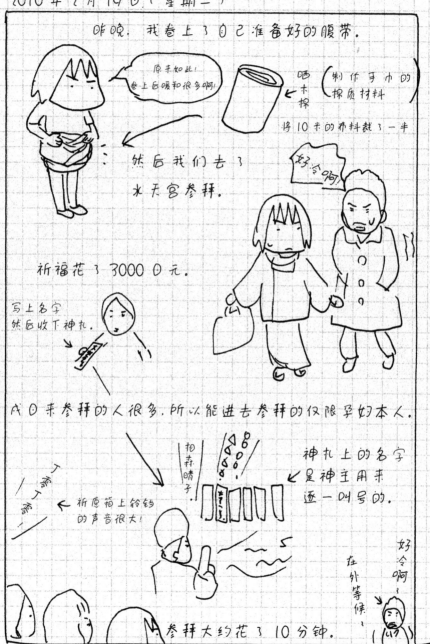

注：戌日：日本的习俗之一。孕妇在怀孕五个月的时候，会在这一天系上腹带，祈求平安分娩。

经过狗狗的雕像时，大家都会抚摸一下它的头。

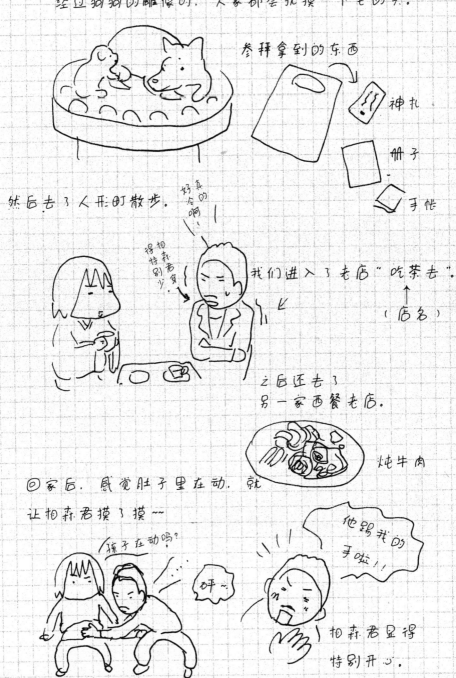

参拜拿到的东西

神扎

册子

手帐

然后去了人形町散步。

好香的啊！

得相森君
特别少

我们进入了老店"吃茶去"。

（店名）

之后还去了
另一家西餐老店。

炖牛肉

回家后，感觉肚子里在动，就
让相森君摸了摸~

孩子在动吗？

呀~

他踢我的
手啦！！

相森君显得
特别开心。

冲绳旅行

2010年7月21日(星期日)~24日(星期三)

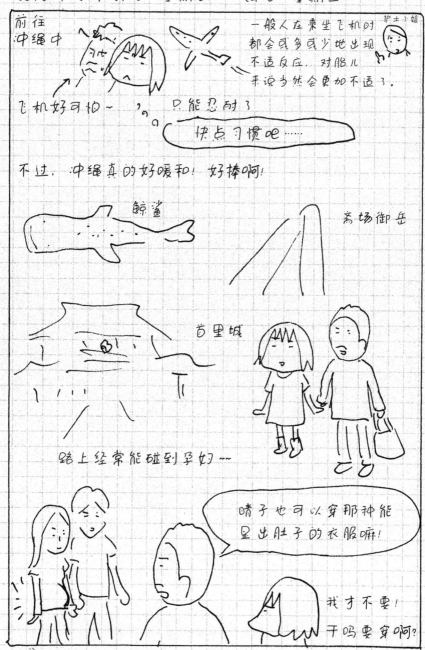

前往
冲绳中

一般人在乘坐飞机时都会或多或少地出现不适反应. 对胎儿来说当然会更加不适了.

护士小姐

飞机好可怕~

只能忍耐了

快点习惯吧……

不过, 冲绳真的好暖和! 好棒啊!

鲸鲨

斋场御岳

首里城

路上经常能碰到孕妇~~

晴子也可以穿那种能显出肚子的衣服嘛!

我才不要! 干吗要穿啊?

注:
斋场御岳: 位于冲绳的一处史迹。

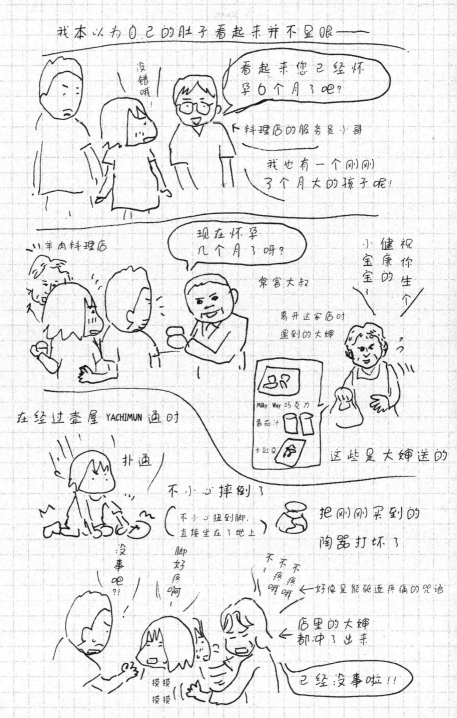

时不时地动一下

2010 年 3 月 6 日（星期六）近况

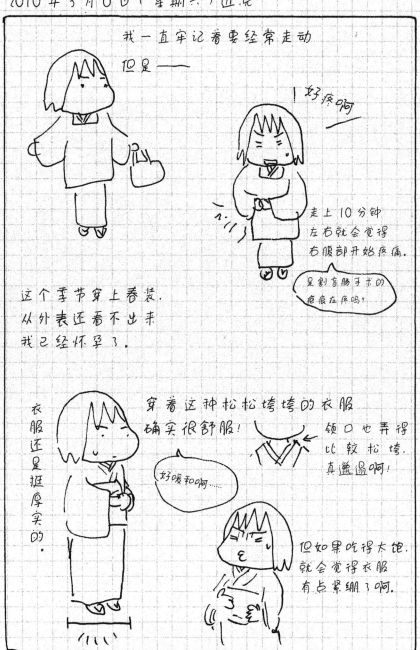

我一直牢记着要经常走动

但是——

好疼呀

走上 10 分钟左右就会觉得右腹部开始疼痛。

是割盲肠手术的疤痕在疼吗？

这个季节穿上春装，从外表还看不出来我已经怀孕了。

衣服还是挺厚实的。

穿着这种松松垮垮的衣服确实很舒服！

好暖和啊……

领口也弄得比较松垮，真邋遢啊！

但如果吃得太饱，就会觉得衣服有点紧绷了啊。

如果不多加注意. 就会让体重直线上升
(虽说就算再怎么注意也还是会增加).

现在我已经接近45千克了. 胖了1千克左右.

(比预计的)

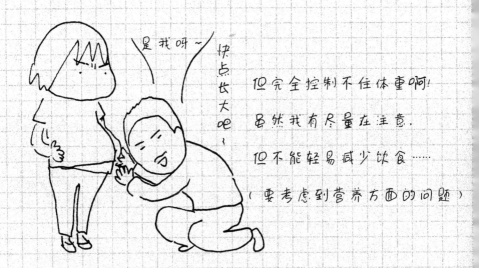

是我呀～

快点长大吧～

但完全控制不住体重啊!

虽然我有尽量在注意.

但不能轻易减少饮食……

(要考虑到营养方面的问题)

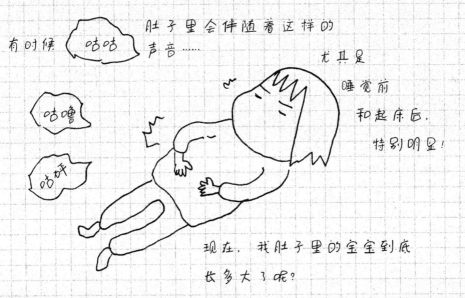

有时候 咕咕 肚子里会伴随着这样的声音……

尤其是

睡觉前

和起床后.

特别明显!

咕噜

咕呖

现在. 我肚子里的宝宝到底

长多大了呢?

肚脐突起啦

2010年3月9日（星期二）

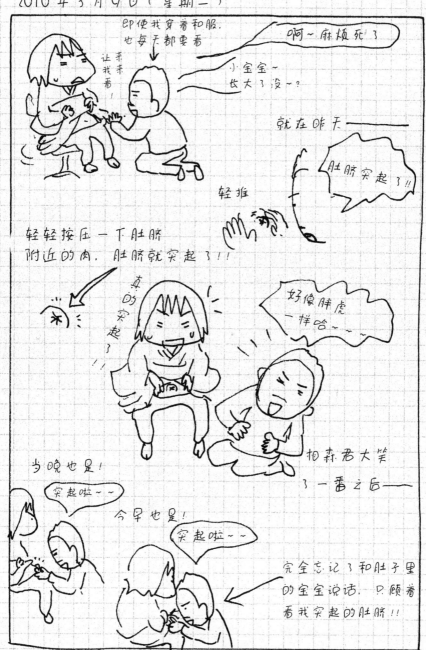

〔关于打底裤〕

普通的打底裤穿起来已经开始紧绷了。
我打算把松紧带放松一些。

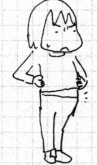

现在的松紧带都被完全
缝进了裤子里面!!

在把缝了松紧带的部分剪掉后。

变得太低腰了。
根本没法穿。
……裤子也一直往下滑。

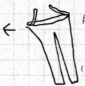

所以我就把松紧带
只穿进去一小部分
（这个也挺麻烦的）。

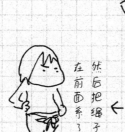

然后把绳子接长
在前面系了个结。

我本来不打算买孕妇专用的服饰。
但还是这个穿起来更加舒适。

所以就去买了
一条。
裤子设计得很
松垮。完全不
会给腹部造成
任何压迫感。

不过裤裆比较大。
不在穿和服的时候，不太方便。

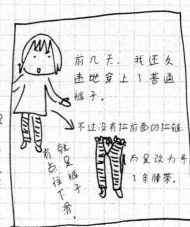

前几天，我还久违地穿上了普通裤子。

不过没有拉前面的拉链，而是改为系了条腰带。

有点往下滑，就是裤子往下滑。

看到缝隙啦

2010年3月12日（星期五）

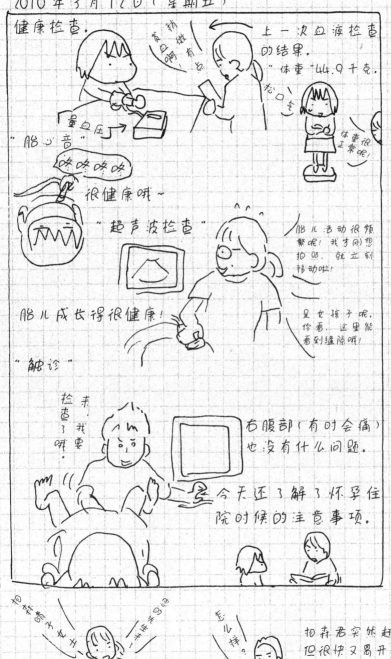

健康检查。

负责护士呀！微微有点……

量血压

上一次血液检查的结果。

"体重"44.9千克。

松口气

体重很正常呢！

"胎心音"

咚咚咚咚

很健康哦～

"超声波检查"

胎儿活动很频繁呢！我才刚想拍照，就立刻移动啦！

胎儿成长得很健康！

是女孩子呢，你看，这里能看到缝隙哦！

"触诊"

检查完了哦，我要……

右腹部（有时会痛）也没有什么问题。

今天还了解了怀孕住院时候的注意事项。

担心着孩子女儿 爸爸的话

怎么样？

柏森君突然赶到，但很快又离开了。

赶车去他工作的地方。

听讲座中

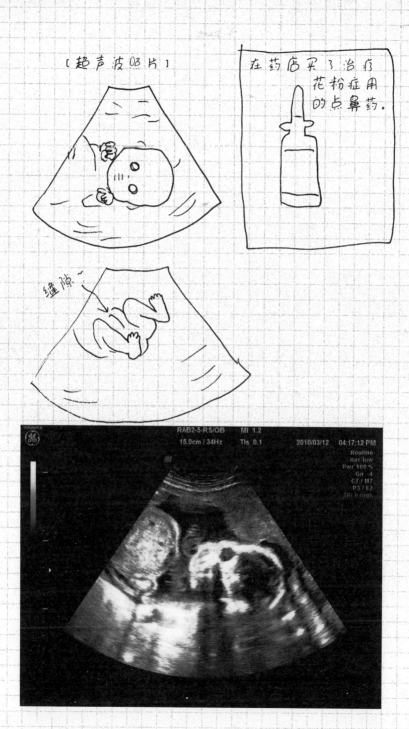

〔超声波照片〕

在药店买了治疗花粉症用的点鼻药。

缝隙~

真实的侧脸

2010 年 3 月 26 日（星期五）

健康检查改为每 2 周进行一次。
我已经熟悉了检查的流程，速度比之前快了不少。

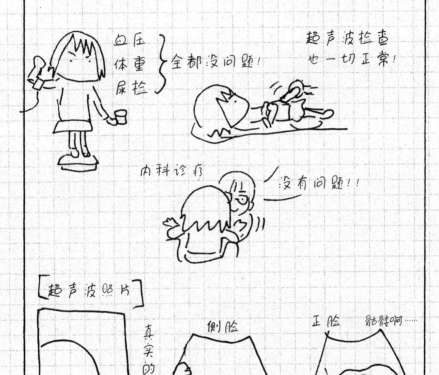

血压
体重 } 全都没问题！
尿检

超声波检查
也一切正常！

内科诊疗

没有问题！！

[超声波照片]

真实的侧脸

侧脸

正脸　骷髅啊……

医生测量了胎儿的头部、躯干及大腿骨的大小。
一切都在标准值内。

下一次检查又要等 2 周之后了　现在最痛苦的
就是花粉症呀！

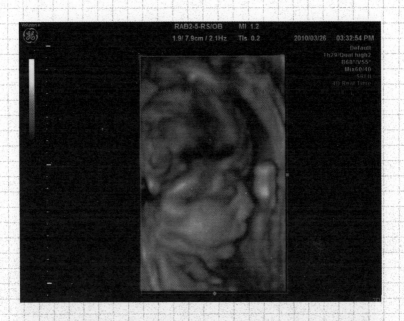

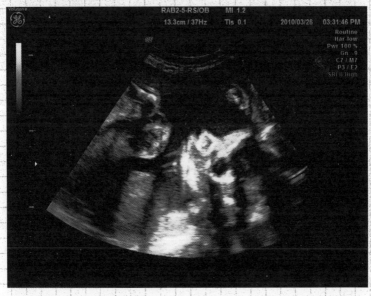

函馆旅行

3月28日~3月31日

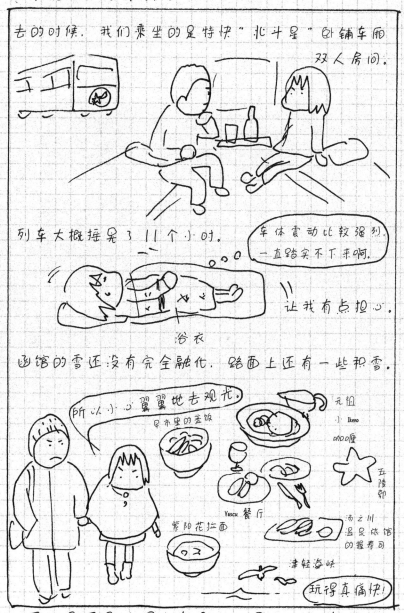

去的时候，我们乘坐的是特快"北斗星"卧铺车厢双人房间。

列车大概摇晃了11个小时。

车体震动比较强烈，一直踏实不下来啊。

让我有点担心。

浴衣

函馆的雪还没有完全融化，路面上还有一些积雪。

所以小心翼翼地去观光。

早市里的盖饭

元祖小Ikeno咖喱

五陵郭

Yascu 餐厅

紫阳花拉面

汤之川温泉旅馆的握寿司

津轻海峡

玩得真痛快！

不知是不是吃得太多导致了胃胀，我每天晚上都会出现剧烈的胃痛。

好难受啊~

在办理回程的机票手续
时，我在相森君的建议
下系上了孕妇带子。
没想到，这个带子起了
大作用！

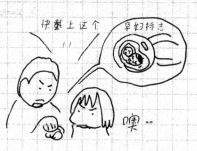

我们原本只买到了紧
急出口附近的位置，
但是却被变更到了
经济舱最前排！！

在机内也是

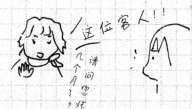

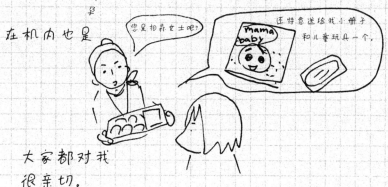

大家都对我
很亲切。

原来如此，看来这个孕妇带子真是没有戴错啊。

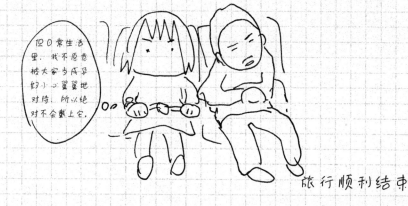

旅行顺利结束

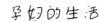

专栏

孕妇的生活

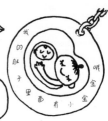

"孕妇标识"
我不太喜欢这个标识，所以没有戴。

如果身体不舒服，只要告诉旁边的人，请他帮忙让个座就好。

看不出我是孕妇的人，肯定也不知道怀孕初期必须要静养才行。→

明明带着这个标识呢，但是大家都没有在意！

我一直戴着呢
孕站在车里行

朋友曾这么告诉我——

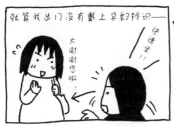

就算我出门没有戴上孕妇标识——

太谢谢您啦！
伊请坐！！

随着肚子渐渐变大，周围的人也都越来越亲切。

真希望熟悉了解这个标识的人能越来越多。

怀孕时期的着装——

一直到怀孕中期都是穿和服

后期则换成连衣裙、女士衬衫

这几年流行的束腰服装里，其实有不少都挺宽松的，我也没有刻意添购什么衣服，一直在穿过去买的那些。

冬天的和服非常暖和，没怀孕的时候我也很爱穿。

这么穿着，

有时候也会不系和服带子，直接

我呢，

就是希望能靠着现有的衣服凑合过去。

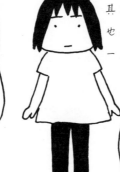

怀孕生活仅仅持续几个月而已……

84

不过，现在的孕妇装越来越时尚漂亮了。
而且毕竟是专门针对孕妇设计的，穿起来非常舒适呢。

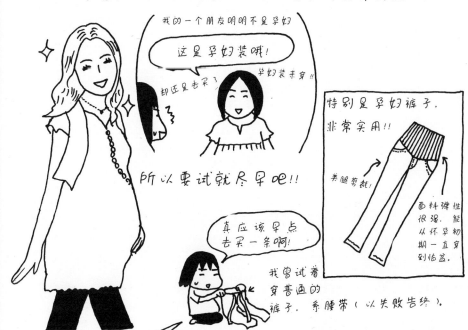

我的一个朋友明明不是孕妇

这是孕妇装哦！

却还是去买了

孕妇装来穿！！

所以要试就尽早吧！！

特别是孕妇裤子，非常实用！！

美腿剪裁！

面料弹性很强，能从怀孕初期一直穿到临盆。

真应该早点去买一条啊！

我曾试着穿普通的裤子，系腰带（以失败告终）。

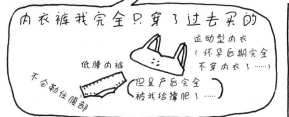

内衣裤我完全只穿了过去买的

运动型内衣（怀孕后期完全不穿内衣了……）

低腰内裤

不会勒住腹部

但是产后完全被我给撑肥了……

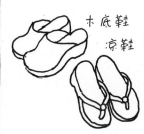

怀孕后期双脚开始出现水肿！！

木底鞋

凉鞋

除了这两种之外的鞋子都穿不进去了……为了避免出现这种问题，大家一定要注意保养啊～

因为怀孕会完全让皮肤变松弛，所以产后为了恢复体形，最好能换成专用的内衣裤。这点也要尽早哦。

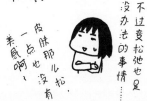

美感一点那儿也没有

皮肤松弛也是没办法变松弛的事情……

不过

即将步入怀孕后期

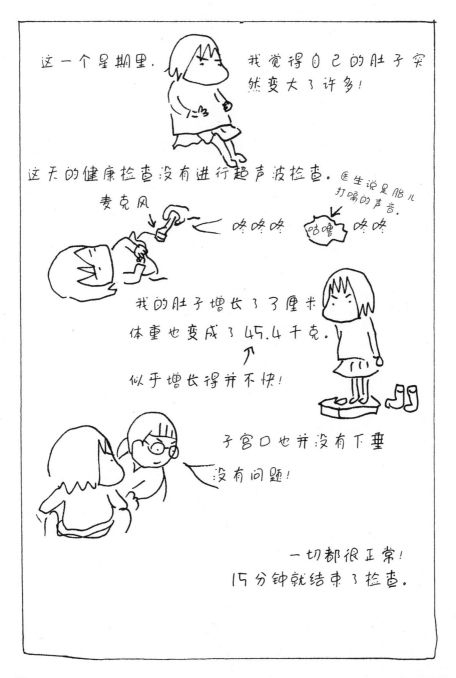

这一个星期里，我觉得自己的肚子突然变大了许多！

这天的健康检查没有进行超声波检查。医生说是胎儿打嗝的声音。

麦克风

咚咚咚　咕噜　咚咚

我的肚子增长了了厘米
体重也变成了45.4千克。

似乎增长得并不快！

子宫口也并没有下垂

没有问题！

一切都很正常！
15分钟就结束了检查。

怀孕后期

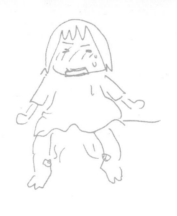

累僵的双脚

2010年4月1日~19日发生的各种事情

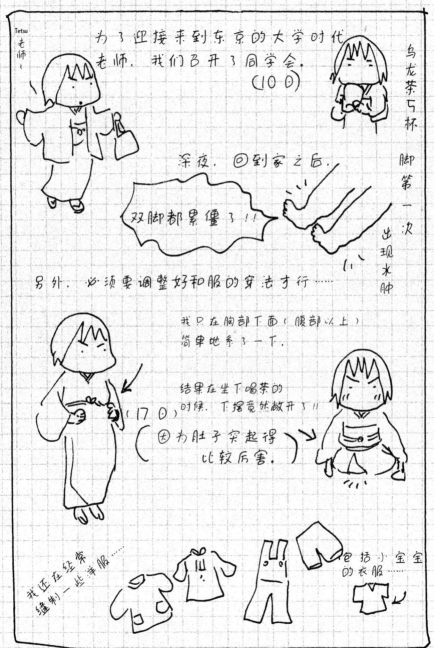

Tetsu 老师~

为了迎接来到东京的大学时代老师，我们召开了同学会。（10日）

乌龙茶5杯

深夜，回到家之后，

双脚都累僵了！！

脚第一次出现水肿

另外，必须要调整好和服的穿法才行……

我只在胸部下面（腹部以上）简单地系了一下。

结果在坐下喝茶的时候，下摆竟然散开了！！
（17日）

（因为肚子突起得比较厉害。）

我还在经常缝制一些洋服……

包括小宝宝的衣服……

随着肚子越来越大.

我的动作也变得更大更迟缓.

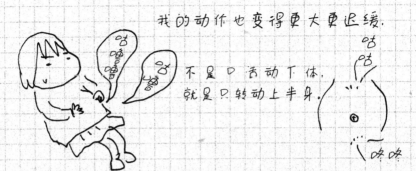

不是口活动下体.
就是只转动上半身.

起来的时候并没有太大感觉. 但是一躺下.

腰部和大腿两侧
都会开始疼痛.

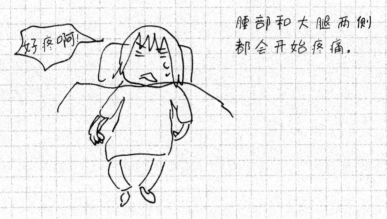

这段时期我一直在吃零食. 营养偏得非常厉害.
所以开始调整卡路里……

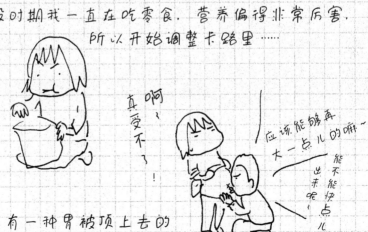

不过. 有一种胃被顶上去的
不适感. 食欲似乎有些下降了.

胎位不正的问题

2010年4月21日（星期二）健康检查

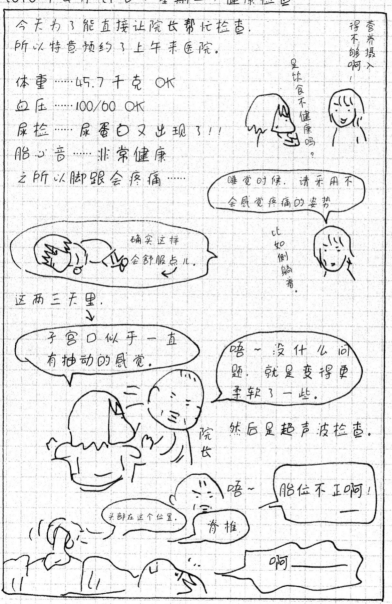

今天为了能直接让院长帮忙检查，
所以特意预约了上午来医院。

体重……45.7千克 OK

血压……100/60 OK

尿检……尿蛋白又出现了！！

胎心音……非常健康

之所以脚跟会疼痛……

营养摄入得不够啊！

是饮食不健康吗？

睡觉时候，请采用不会感觉疼痛的姿势

确实这样会舒服点儿。

比如侧躺着

这两三天里，

子宫口似乎一直有抽动的感觉。

唔~没什么问题，就是变得更柔软了一些。

院长

然后是超声波检查。

头部在这个位置。

脊椎

唔~

胎位不正啊！

啊——

背面的超声波照片。

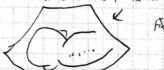

成长得很健康！

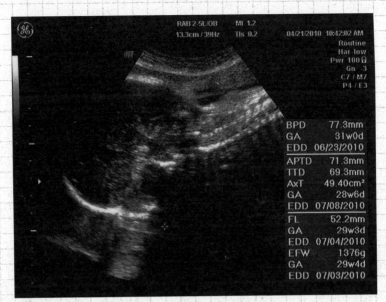

我接受了纠正胎位体操的指导教学。

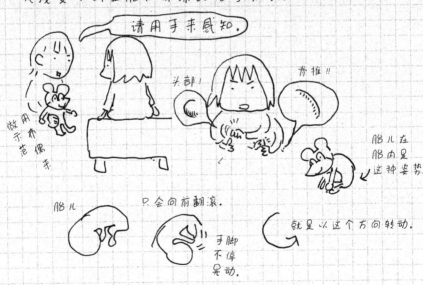

请用手来感知。

做示范用木偶来

头部!

脊椎!!

胎儿在胎内是这种姿势。

胎儿

只会向前翻滚。

手脚不停乱动。

就是以这个方向转动。

医生说，如果再过4周还是没办法让胎位恢复正常，

就可以通过"骨盆外旋转术"来进行纠正。

院长是这方面的专家。

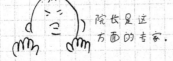

费用5万0元!

胎位不正的问题

胎位矫正体操

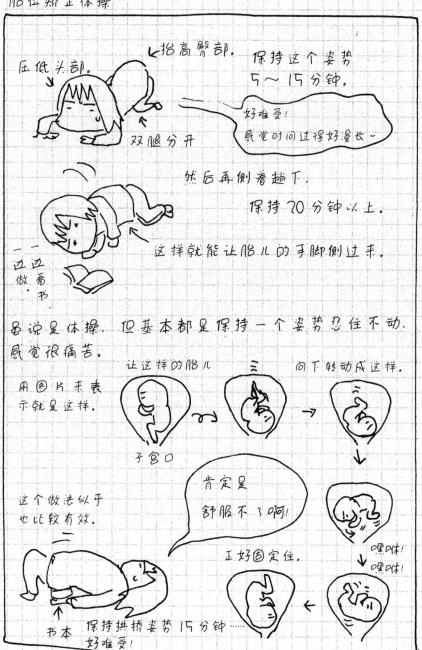

压低头部。 ←抬高臀部。 保持这个姿势 5～15分钟。

好难受！ 感觉时间过得好漫长～

双腿分开

然后再侧着趟下。 保持20分钟以上。

一边做 一边看书。

这样就能让胎儿的手脚侧过来。

虽说是体操。但基本都是保持一个姿势忍住不动，感觉很痛苦。

用图片来表示就是这样。 让这样的胎儿 向下转动成这样。

子宫口

这个做法似乎也比较有效。

肯定是舒服不了啊！

正好固定住。 嘿咻！嘿咻！

书本 保持拱桥姿势15分钟…… 好难受！

试着做了之后.

感觉胎儿头部真的转到下面去了！！

在日常生活里——

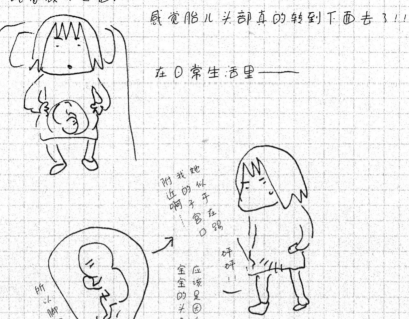

这样很难受啊！！（但今天是开始做体操的第二天而已……）

持续了一段时间之后.

效果不明显啊……

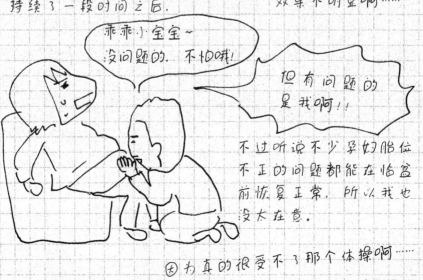

因为真的很受不了那个体操啊……

艾灸

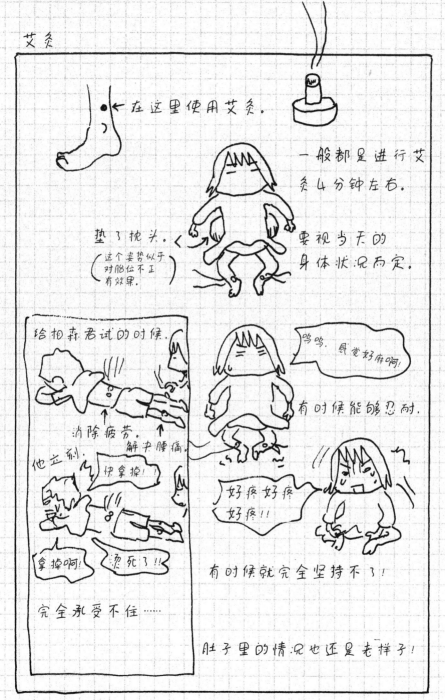

在这里使用艾灸。

一般都是进行艾灸4分钟左右。

垫了枕头。

（这个姿势似乎对胎位不正有效果。）

要视当天的身体状况而定。

给相森君试的时候.

呜呜.感觉好麻啊！

消除疲劳.
解决腰痛.

有时候能够忍耐.

他立刻.

快拿掉！

好疼好疼好疼！！

拿掉啊！
烫死了！！

有时候就完全坚持不了！

完全承受不住……

肚子里的情况也还是老样子！

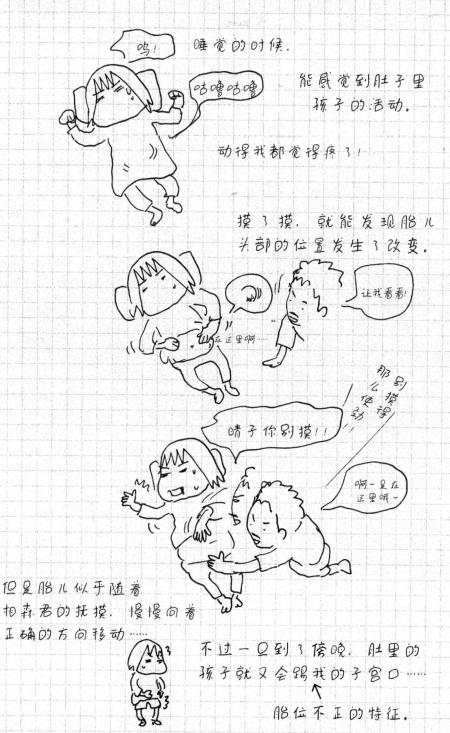

体重 1800 克

2010 年 5 月 7 日（星期五）　健康检查

体重 46.7……〇
血压 ……………〇
蛋白检查的结果也是一切正常。
至于胎心音……

就 7 次而已。

测了好几次
也没有听到？！

不过到了第 3 次.
就从这个奇怪的角度听到了。

松口气

咻咻咻咻

今天还要抽血检查。

之后再通过超声波检查
确认一下胎儿的胎位吧！

一共抽了 了管！！

内科诊疗　　　白带检查和内科检查

泷泽医生

怎么样啊？

挺感好觉的

10 似乎胎位不正.

我还没反应过来,啊,确实是
胎位不正呀！

就已经检查完了！

之后还要做超
声波检查呀！

96

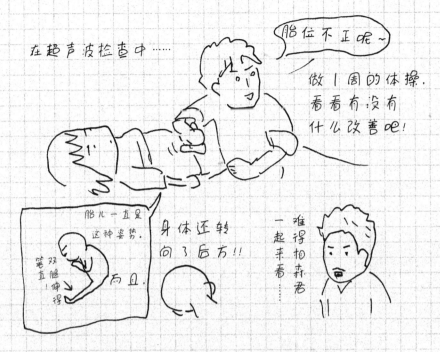

在超声波检查中……

胎位不正呢~

做1周的体操，看看有没有什么改善吧！

胎儿一直是这种姿势。

双腿伸得笔直！

而且，身体还转向了后方!!

难得相森君一起来看……

胎儿的体重接近1800克，大小很正常。

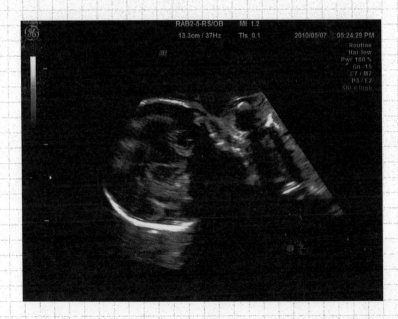

清晰的脸庞

2010年5月15日（星期六）

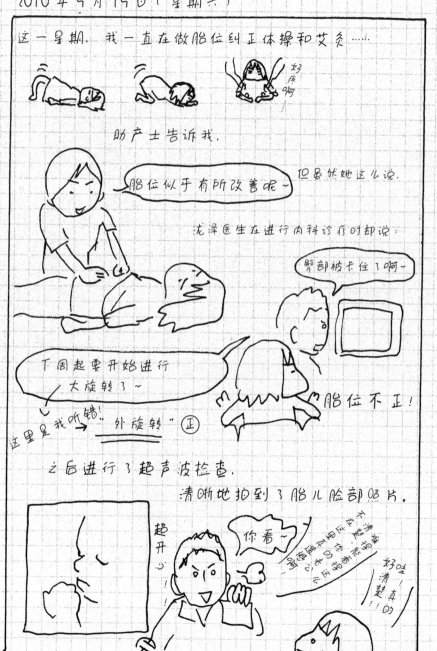

这一星期，我一直在做胎位纠正体操和艾灸……

好累啊

助产士告诉我，

胎位似乎有所改善呢～

但虽然她这么说，

沈泽医生在进行内科诊疗时却说：

臀部被卡住了啊～

下周起要开始进行大旋转了～

这里是我听错！ "外旋转" 正

胎位不正！

之后进行了超声波检查，

清晰地拍到了胎儿脸部照片。

超开心！！

你看～

因为属于内科诊疗不知为何又贵了……

好哇 真清楚 !!的

然后，我又赶紧去进行了下周外旋转术的预约。←

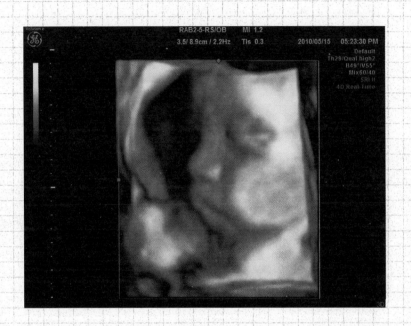

希望能够顺
利恢复正常
胎位呢~

是
啊
⋮

（要花5万～6万日元。）

＋

（时间是从早上9点到下午4点。）

……好痛苦!!

晚上回到家的相森君。

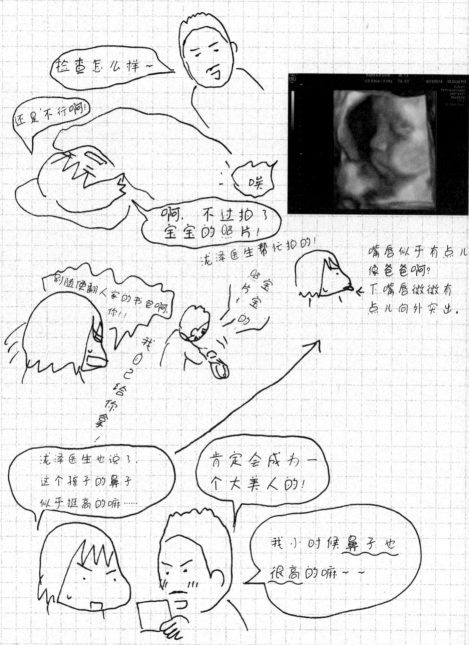

检查怎么样~

还是不行啊!

啊,不过拍了宝宝的照片!

沈泽医生帮忙拍的!

嘴唇似乎有点儿像爸爸啊?
下嘴唇微微有点儿向外突出。

别随便翻人家的书包啊,你!!

我自己给你拿!

照片 宝宝的

沈泽医生也说了,这个孩子的鼻子似乎挺高的嘛……

肯定会成为一个大美人的!

我小时候鼻子也很高的嘛~~

希望宝宝能够
顺利出生。

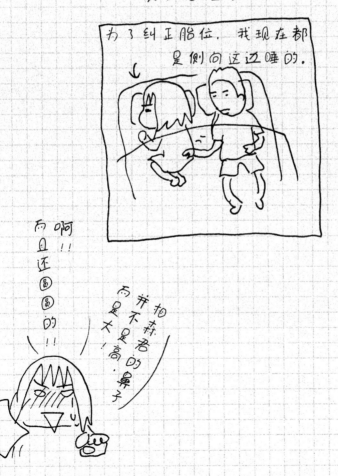

为了纠正胎位，我现在都是侧向这边睡的。

啊!! 而且还圆圆的!!

并不是高，而是大！柏森君的鼻子

噗!

骨盆外旋转术

2010年5月17日（星期一）

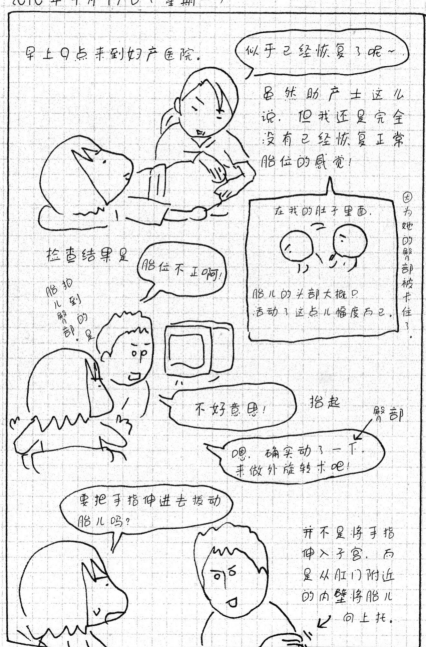

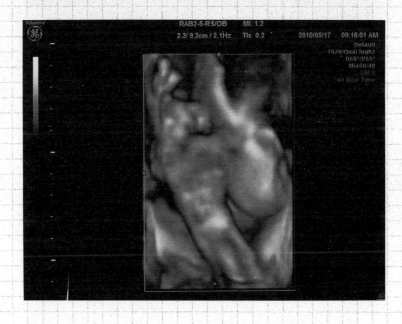

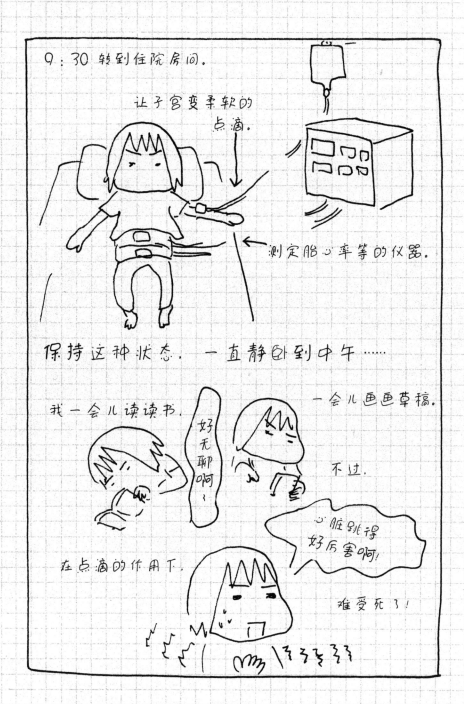

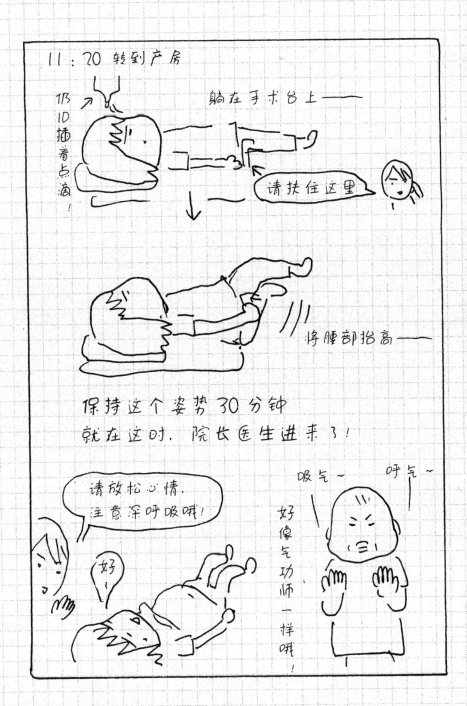

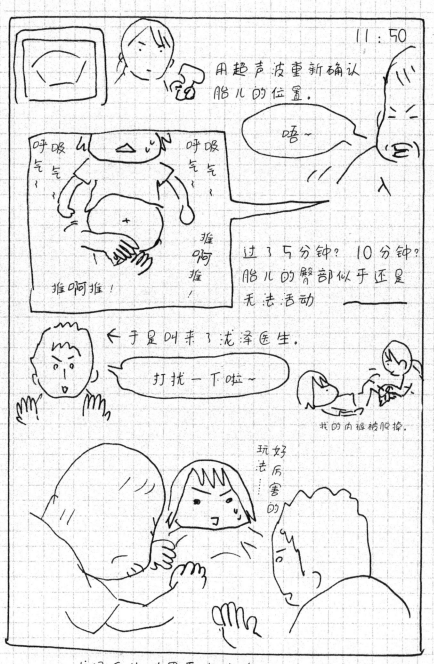

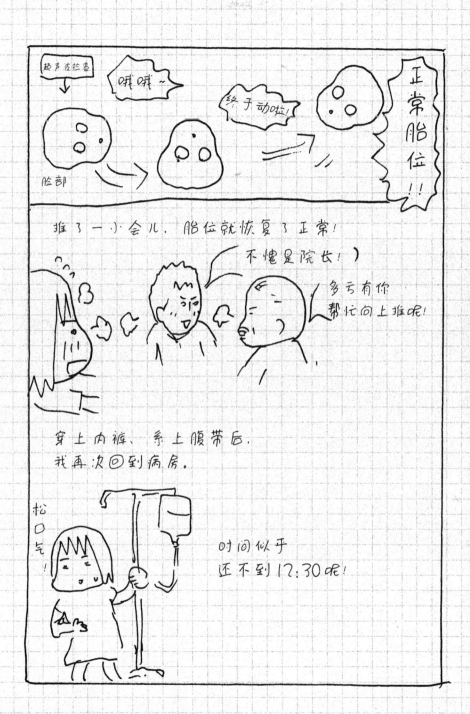

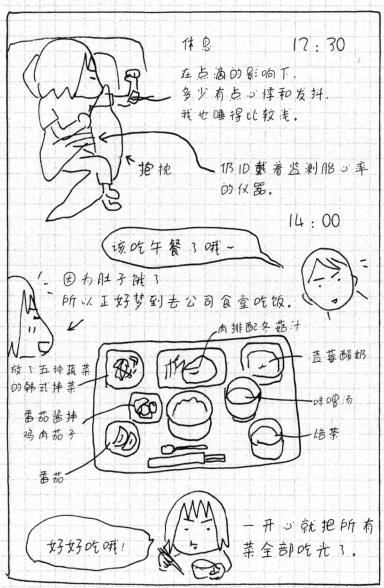

休息　　　　　12：30

在点滴的影响下,
多少有点心悸和发抖.
我也睡得比较浅.

抱枕

仍旧戴着监测胎心率
的仪器.

14：00

该吃午餐了哦~

因为肚子饿了
所以正好梦到去公司食堂吃饭.

肉排配冬菇汁

蓝莓酸奶

放了五种蔬菜
的韩式拌菜

味噌汤

番茄酱拌
鸡肉茄子

焙茶

番茄

好好吃哦!

一开心就把所有
菜全部吃光了.

回家的路上. 在学艺大学站
碰到了相森君.

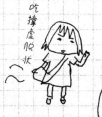

吃撑虚脱状

要不要去吃点什么?

14:30　吃完饭就开始胃疼，
　　　　这已经是老毛病了。

呜呜~

再次浅浅地入睡了。

16:00 离开病房

啊，点滴在吃饭的时候就全部输完了

内科诊疗

胎位很正常了呢！

能在子宫口附近看到胎儿的头。

结束

不过，我觉得胎儿似乎还会在肚子里转动……

医生说最好能用腹带固定住。

腹带啊不喜欢系……

好漫长的一天啊……

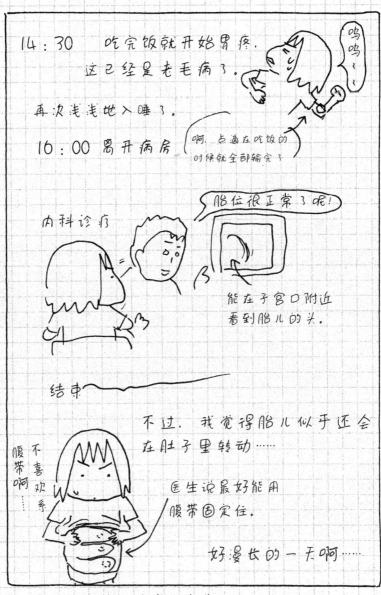

一回到家，我就一直窝在沙发上。

也一直开着电视。

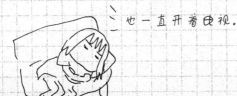

没洗澡就睡着了。

抱枕

2010年5月27日（星期四）

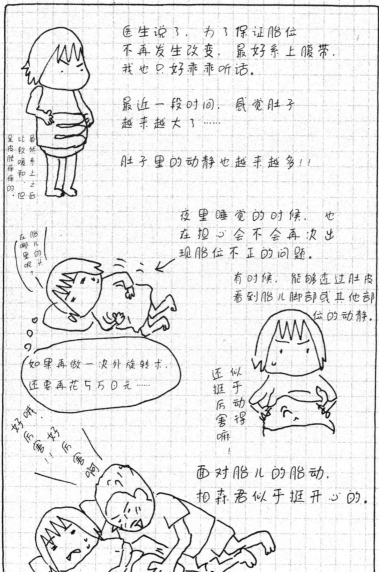

医生说了，为了保证胎位
不再发生改变，最好系上腹带。
我也只好乖乖听话。

虽然系上之后
比较温和，但
皮肤痒痒
的。

最近一段时间，感觉肚子
越来越大了……

肚子里的动静也越来越多！！

夜里睡觉的时候，也
在担心会不会再次出
现胎位不正的问题。

胎儿的头
在哪里呢。

有时候，能够透过肚皮
看到胎儿脚部或其他部
位的动静。

如果再做一次外旋转术，
还要再花5万日元……

还
挺
厉
害
嘛

似
于
动
得

好啊
厉害！好
厉害啊

面对胎儿的胎动，
相森君似乎挺开心的。

胎儿经常会以固定
的节奏踢我的肚皮。
就像是在打嗝一样。
每隔几分钟就重复。

好
难
受
啊
！

110

脚开始有些水肿了（一直没有改善）!!

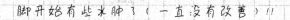

水肿的位置有些发红，还起了一些白斑
虽然我进行了按摩和艾灸，但效果不尽如人意……

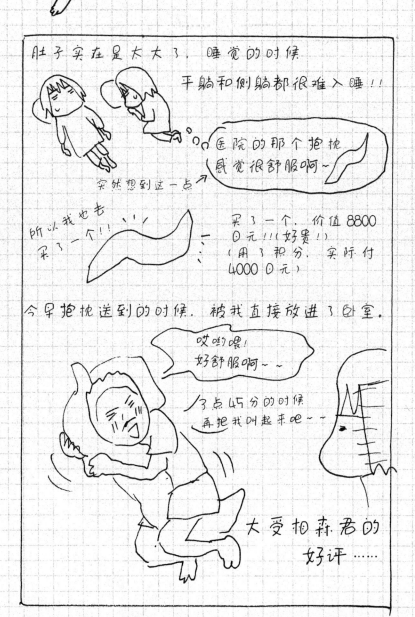

肚子实在是太大了，睡觉的时候

平躺和侧躺都很难入睡!!

医院的那个抱枕
感觉很舒服啊~

突然想到这一点→

所以我也去
买了一个!!

买了一个，价值8800
日元!!（好贵!）
（用了积分，实际付
4000日元）

今早抱枕送到的时候，被我直接放进了卧室。

哎哟喂!
好舒服啊~~

3点45分的时候
再把我叫起来吧~~

大受相森君的
好评……

咬手指的照片

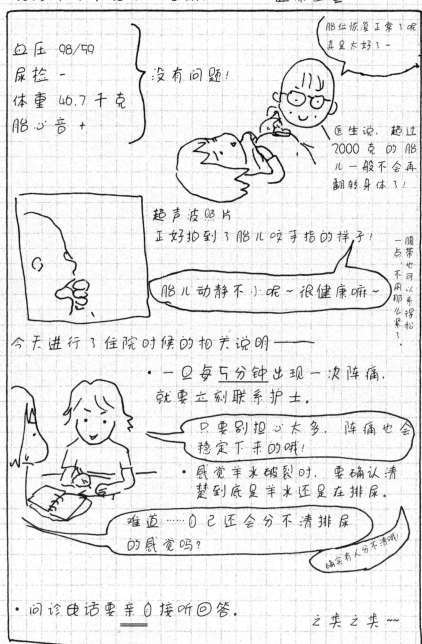

2010年5月28日（星期五）　　健康检查

血压 98/59
尿检 －
体重 46.7 千克
胎心音 ＋

没有问题！

胎位恢复正常了呢 真是太好了～

医生说，超过 2000 克的胎儿一般不会再翻转身体了！

超声波照片
正好拍到了胎儿咬手指的样子！

脐带也可以系得松一点，不用那么紧了。

胎儿动静不小呢～很健康嘛～

今天进行了住院时候的相关说明——

· 一旦每 5 分钟出现一次阵痛，就要立刻联系护士。

只要别担心太多，阵痛也会稳定下来的哦！

· 感觉羊水破裂时，要确认清楚到底是羊水还是在排尿。

难道……自己还会分不清排尿的感觉吗？

确实有人分不清呢！

· 问诊电话要亲自接听回答。

之类之类～～

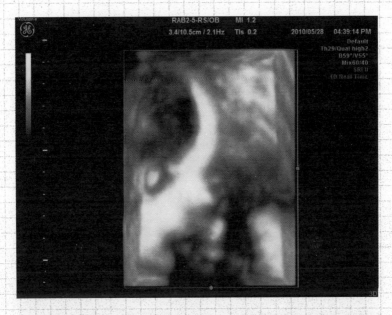

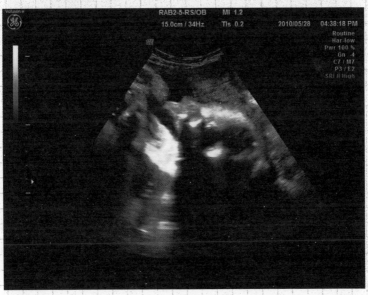

吐水事件

2010 年 5 月 28 日 深夜～

这天我一直觉得慵慵懒懒的——

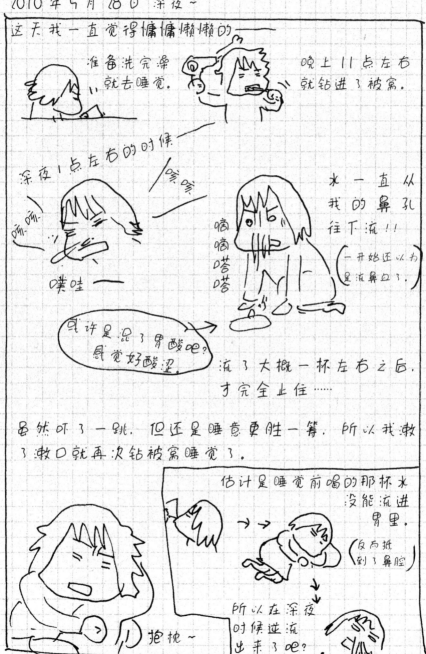

准备洗完澡就去睡觉。

晚上 11 点左右就钻进了被窝。

深夜 1 点左右的时候——

咳 咳

咻 咻

嘀 嘀 嗒 嗒

噗哇——

水一直从我的鼻孔往下流!!

(一开始还以为是流鼻血了。)

或许是混了胃酸吧? 感觉好酸涩。

流了大概一杯左右之后, 才完全止住……

虽然吓了一跳, 但还是睡意更胜一筹。所以我漱了漱口就再次钻被窝睡觉了。

估计是睡觉前喝的那杯水没能流进胃里。

(反而抵到了鼻腔)

抱枕～

所以在深夜时候逆流出来了呢?

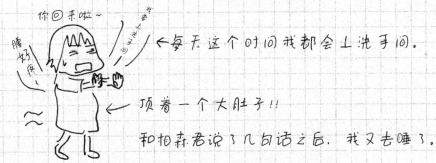

平日的深夜~

相森君凌晨4点钟到家(今天回来得好晚啊!)

你回来啦~

睡好累~

我要马上洗手间了

←每天这个时间我都会上洗手间。

←顶着一个大肚子!!

和相森君说了几句话之后, 我又去睡了。

如果睡不着, 我就会简单看几页书

抱枕还真是舒服啊~

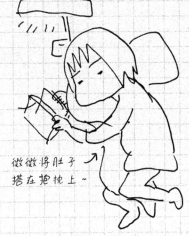

微微将肚子搭在抱枕上~

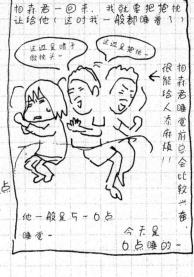

相森君一回来, 我就要把抱枕让给他(这时我一般都睡着了)

这边是晴子做枕头~

这边是抱枕~

相森君睡觉前总会比较兴奋 很能给人添麻烦!!

他一般是5~6点睡觉~

今天是6点睡的~

一般都会在7~8点起床。

今天是7点半起来的。

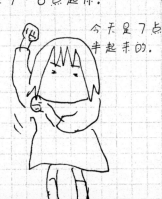

很久没去取材料了

2010 年 6 月 7 日(星期一)

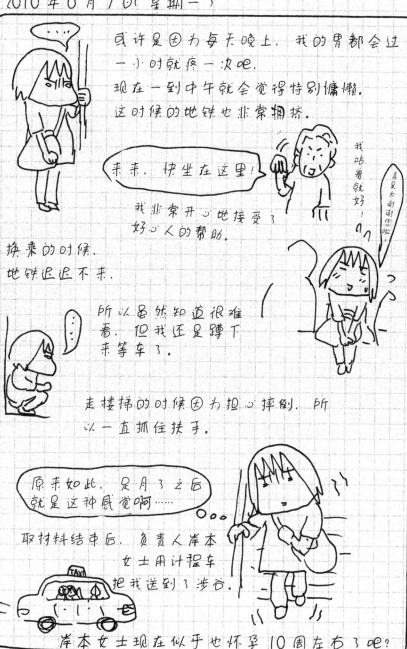

或许是因为每天晚上，我的胃都会过一小时就疼一次吧。
现在一到中午就会觉得特别慵懒。
这时候的地铁也非常拥挤。

来来，快坐在这里！

我非常开心地接受了好心人的帮助。

我站着就好！

真是太谢谢您啦！

换乘的时候，
地铁迟迟不来。

所以虽然知道很难看，但我还是蹲下来等车了。

走楼梯的时候因为担心摔倒，所以一直抓住扶手。

原来如此，足月了之后就是这种感觉啊……

取材料结束后，负责人岸本女士用计程车把我送到了涉谷。

TAXI

岸本女士现在似乎也怀孕 10 周左右了呢？

一回到家，我就立刻倒在沙发上睡着了。

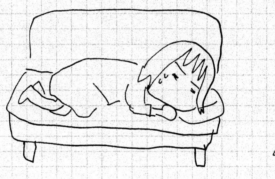

懒~得~动~啊~

终于进入怀孕30周（第十个月）了！！

足月后，我所在意的问题

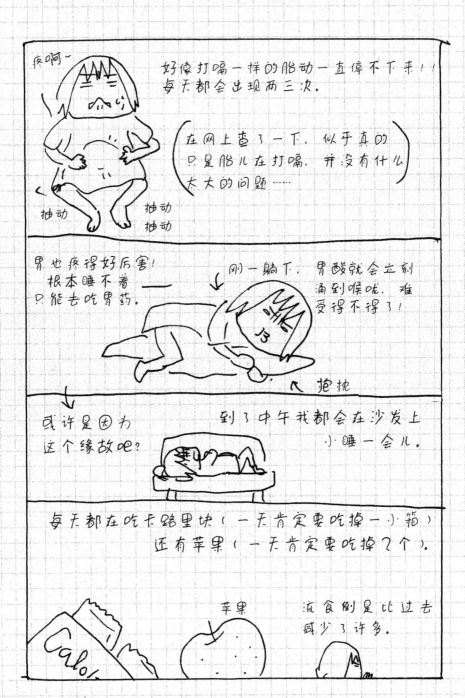

疼啊～

好像打嗝一样的胎动一直停不下来！！每天都会出现两三次。

在网上查了一下，似乎真的只是胎儿在打嗝，并没有什么太大的问题……

抽动抽动　抽动抽动

胃也疼得好厉害！根本睡不着——只能去吃胃药。

刚一躺下，胃酸就会立刻涌到喉咙，难受得不得了！

抱枕

或许是因为这个缘故吧？

到了中午我都会在沙发上小睡一会儿。

每天都在吃卡路里块（一天肯定要吃掉一小箱）还有苹果（一天肯定要吃掉了个）。

苹果

流食倒是比过去减少了许多。

118

现在最大的问题就是.
工作完全没有进度……

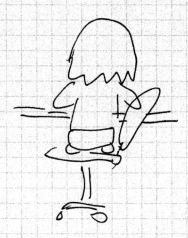

无刺激试验

2010年6月11日（星期五）

从今天开始，每周都要进行健康检查。
体重47.8千克，血压98/57，全都没有问题。
只有尿蛋白是（ ++ ）。

两个加号

先是做了NST（无刺激试验）。

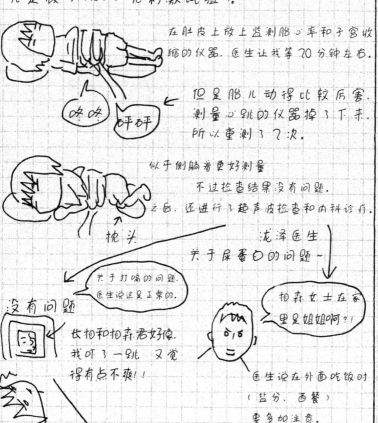

在肚皮上放上监测胎心率和子宫收缩的仪器。医生让我等20分钟左右。

但是胎儿动得比较厉害，测量心跳的仪器掉了下来，所以重测了2次。

咚咚　呼呼

似乎侧躺着更好测量

不过检查结果没有问题。
之后，还进行了超声波检查和内科诊疗。

枕头

沈泽医生
关于尿蛋白的问题~

关于打嗝的问题，
医生说这是正常的。

没有问题

相森女士在家里是姐姐啊？！

长相和相森君好像，
我吓了一跳，又觉得有点不爽！！

医生说在外面吃饭时
（盐分、西餐）
要多加注意。

这种长相！！

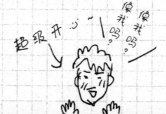

超级开心　傻我吗？？傻我吗？？

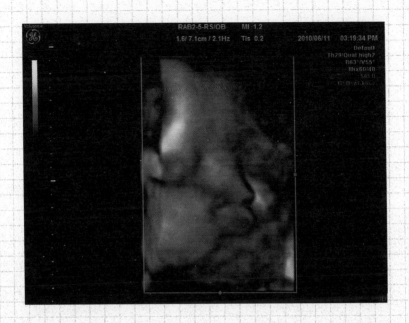

今天还针对生产和育儿的心理准备进行了问诊，
并加以记录。

提出的是写了这类
内容的记录。 ⟶

· 会想办法的
· 不知道
· 什么都没做

医生很严肃地提醒了我许多

针对我的回答

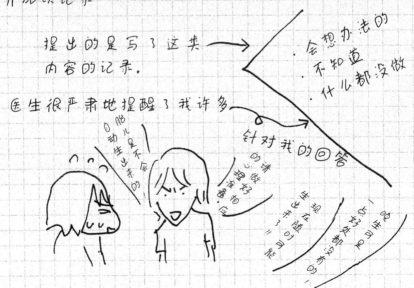

水肿与尿频

2010年6月18日（星期五） 健康检查

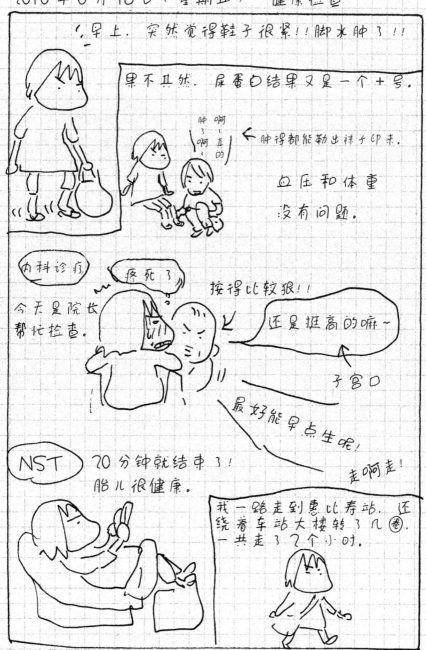

早上，突然觉得鞋子很紧！！脚水肿了！！

果不其然，尿蛋白结果又是一个+号。

肿，啊
了，啊，
啊 真
，的

← 肿得都能勒出袜子印来。

血压和体重
没有问题。

内科诊疗

疼死了

今天是院长
帮忙检查。

按得比较狠！！

还是挺高的嘛~

↑
子宫口

最好能早点生呢！

NST 20分钟就结束了！
胎儿很健康。

走啊走！

我一路走到惠比寿站，还
绕着车站大楼转了几圈，
一共走了2个小时。

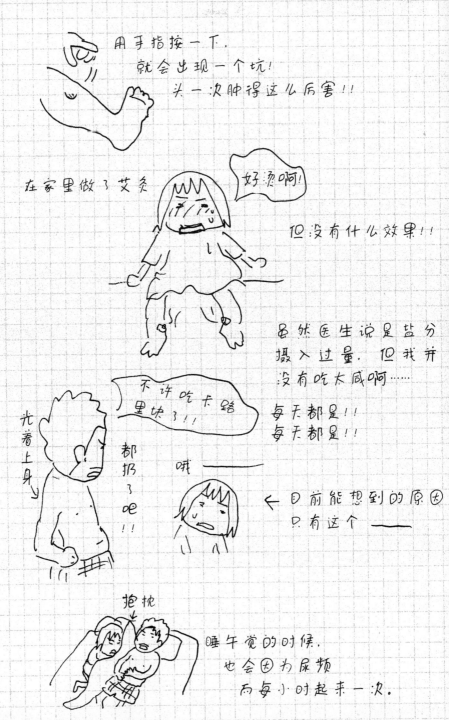

工作没完没了

2010 年 6 月 21 日（星期一）

脚还是水肿得很厉害。

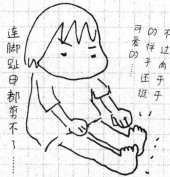

连脚趾甲都剪不了……

不过肉还挺可爱的样子……

← 平时腿上的肉挺紧绷的！！

然后做了艾灸。
又踩了踩按摩脚垫。

昨晚的尿频非常严重。

每 30 分钟就要起床一次。

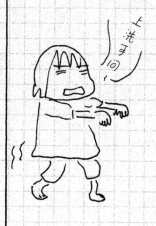

上洗手间

了吗上……啊？

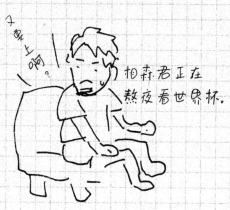

相森君正在熬夜看世界杯。

另外，昨天白天和今天的
尿意也来得比较频繁。

真希望尿蛋白也能全部排出去啊。

昨天晚上

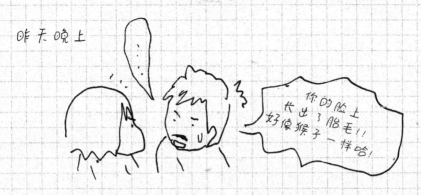

相森君这么说道。

最近头发掉得比较少。

肚皮上也长出了胎毛。

是荷尔蒙比例的问题吗？

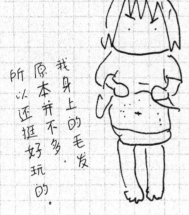

所以还挺好玩的。

原本并不多，

我身上的毛发

体重是49千克！！
开始超出预计了！！

不过更担心的是工作
还没有搞定呀！！

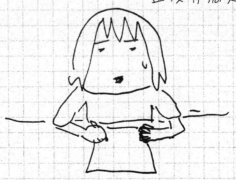

子宫口打开了?

2010年6月25日（星期五）健康检查

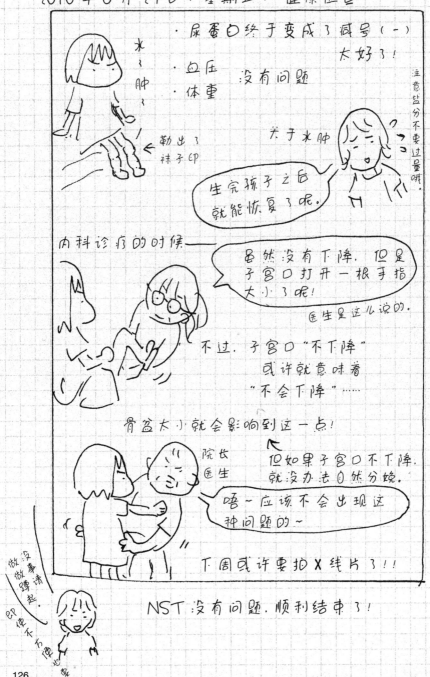

- 尿蛋白终于变成了减号（—） 太好了!
- 血压 没有问题
- 体重

水肿

← 勒出了袜子印

注意盐分不要过量哦.

关于水肿

生完孩子之后就能恢复了呢.

内科诊疗的时候——

虽然没有下降，但是子宫口打开一根手指大小了呢!

医生是这么说的.

不过，子宫口"不下降"或许就意味着"不会下降"……

骨盆大小就会影响到这一点!

院长医生

但如果子宫口不下降就没办法自然分娩.

唔~应该不会出现这种问题的~

下周或许要拍X线片了!!

做没做事请蹲起. 即使不方便也要做.

NST没有问题.顺利结束了!

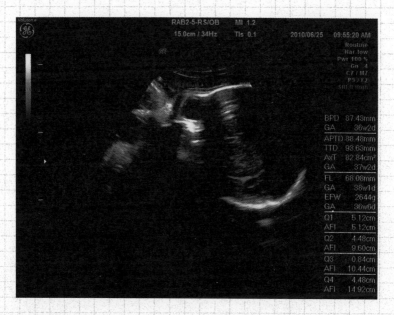

胎儿的手一直捂着，所以今天没有拍照。

现在体重2600克！

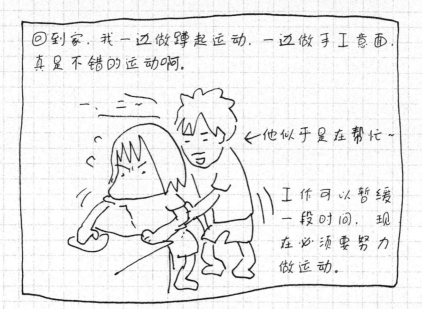

回到家，我一边做蹲起运动，一边做手工意面。真是不错的运动啊。

一，二~

←他似乎是在帮忙~

工作可以暂缓一段时间，现在必须要努力做运动。

用 X 线片检测骨盆大小

2010 年 7 月 2 日（星期五）

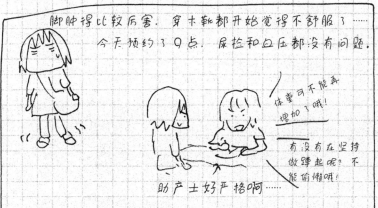

脚肿得比较厉害，穿木靴都开始觉得不舒服了……

今天预约了 9 点，尿检和血压都没有问题。

体重可不能再增加了哦！

有没有在坚持做蹲起呢？不能偷懒哦！

助产士好严格啊……

内科诊疗时，医生说子宫还是没有下降。
所以去拍了 X 线片。

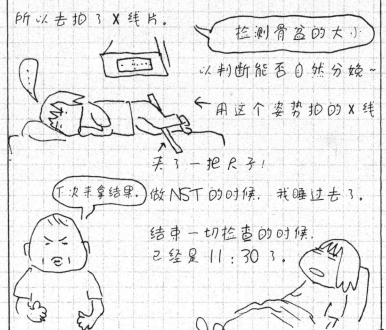

检测骨盆的大小

以判断能否自然分娩~

← 用这个姿势拍的 X 线

夹了一把尺子！

下次来拿结果。

做 NST 的时候，我睡过去了。

结束一切检查的时候，
已经是 11:30 了。

（右上图）"被手挡住"和拍下
了皮肤层的照片。

⊚←眼睛   吓死人了
←牙齿

128

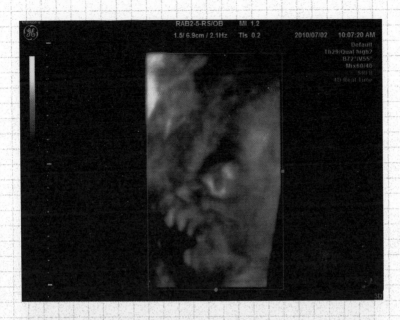

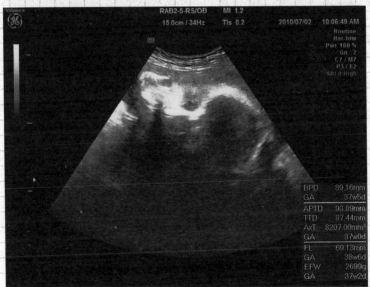

BPD	89.16mm
GA	37w5d
APTD	93.89mm
TTD	87.44mm
AxT	8207.00mm²
GA	37w0d
FL	69.13mm
GA	38w6d
EFW	2669g
GA	37w2d

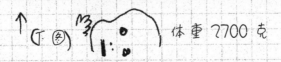 体重 2700 克

子宫口降低了?

2010年7月5日（星期一）

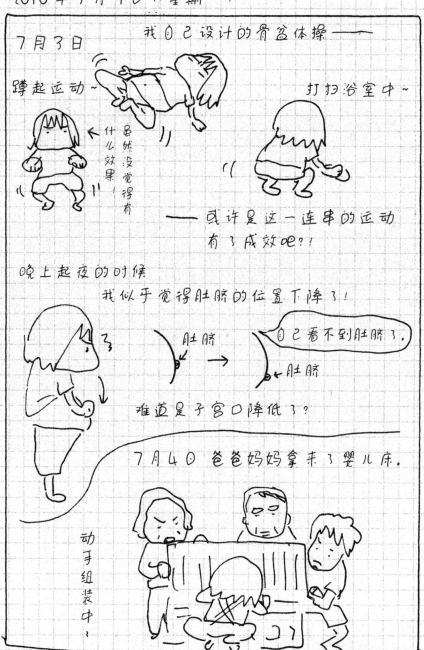

7月3日

我自己设计的骨盆体操——

蹲起运动~

虽然没觉得有什么效果！

打扫浴室中~

——或许是这一连串的运动有了成效呢?!

晚上起夜的时候
我似乎觉得肚脐的位置下降了!

肚脐 → 自己看不到肚脐了。
←肚脐

难道是子宫口降低了?

7月4日 爸爸妈妈拿来了婴儿床。

动手组装中~

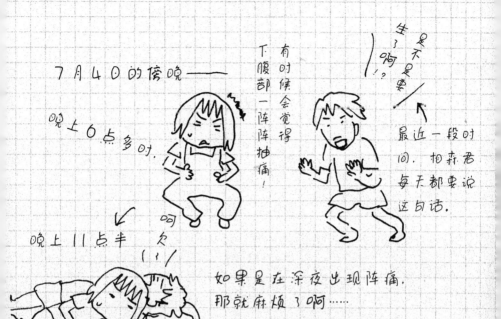

7月4日的傍晚——

晚上6点多时。

有时候会觉得下腹部一阵阵抽痛！

是不是要生了啊！？

最近一段时间，相森君每天都要说这句话。

晚上11点半

呵欠（！）

如果是在深夜出现阵痛，那就麻烦了啊……

虽然一直在这么担心，但到了夜里突然不疼了。

对了！去剪头发吧！我突然这么想到～

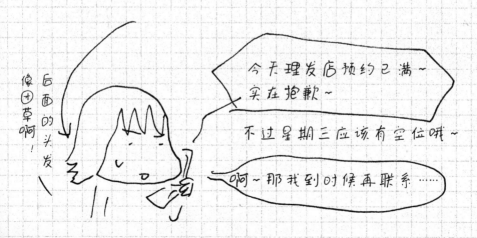

像团草啊！

后面的头发

今天理发店预约已满～实在抱歉～

不过星期三应该有空位哦～

啊～那我到时候再联系……

明明一切准备就绪

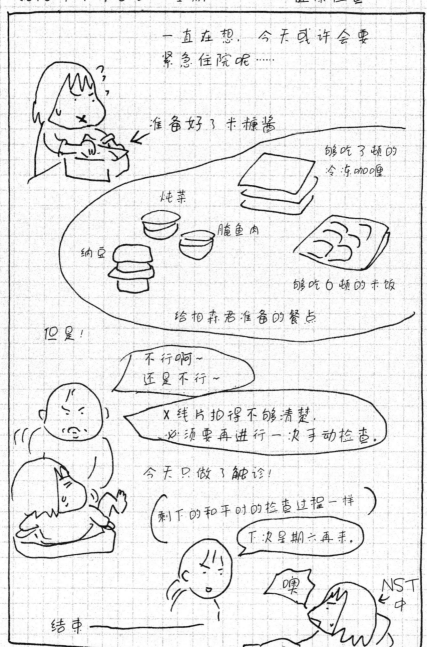

2010年7月6日（星期二）　　健康检查

一直在想，今天或许会要
紧急住院呢……

准备好了米糠酱

够吃了顿的
冷冻咖喱

炖菜

腌鱼肉

纳豆

够吃6顿的米饭

给相森君准备的餐点

但是！

不行啊~
还是不行~

X线片拍得不够清楚，
必须要再进行一次手动检查。

今天只做了触诊！

剩下的和平时的检查过程一样

下次星期六再来。

噢

NST
中

结束

难道是因为……今天来妇产医院检查的人太多?

(似乎有不少第一次来做检查的人。)

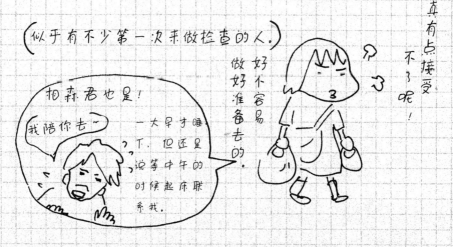

真有点接受不了呢!

好不容易做好准备去的。

柏森君也是!

我陪你去~

一大早才睡下. 但还是说等中午的时候起床联系我.

晚上. 我一直睡不着觉(尿频也很要命).

胎儿头啊~快点进入骨盆吧~

我自己设计的骨盆体操~

枕头

真想吃! 喂牛牛啊!

凌晨了: 00. 陪柏森君看了一会儿世界杯.

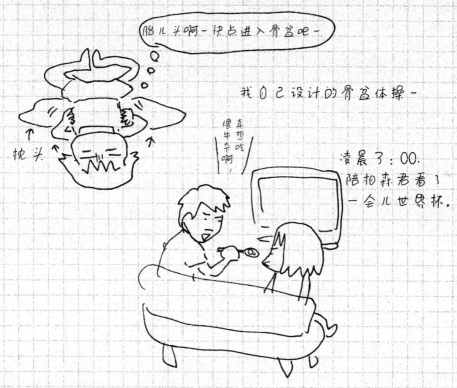

如果胎位不正~

怀孕超过8个月（即28周以后）子宫里胎儿的位置就会逐渐固定

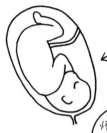

胎儿头向下才是正常的"胎位"。如果正相反，就是出现"骨盆位"，通称"胎位不正"。

怀孕超过28周之后，就不用再担心子宫内的胎儿位置出现大幅度变化了！

如果在胎位不正的情况下生产

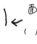脚先出来后，头部可能会被卡住。

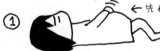胎儿的头部会被脐带缠绕。

总之难产的可能性很高。

所以要做

〈纠正骨盆体操〉

① 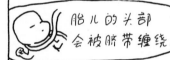 ← 先确认胎儿的头部位置。

通过按压自己的肚子，能够大概把握胎儿位置。

② 用膝盖和胸口抵住地面，抬高臀部。（尽量保持 15 分钟）这个姿势比较痛苦！

通过重力来让胎儿移动。

③ 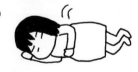 让图①确认过的胎儿手脚向下，转身侧躺（20～30分钟）。

这样会便于胎儿移动。

每天都要做一次这个体操！

但不知是不是我的姿势不够标准，胎儿几乎都不怎么活动！

实在不太顺利呀~

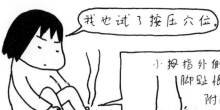

我也试了按压穴位。

还有家庭用艾灸。

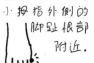

小按指外侧的脚趾根部附近。

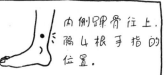

内侧跟骨往上，隔4根手指的位置。

但还是没有效果。
所以就去进行了"骨盆外旋转术"……

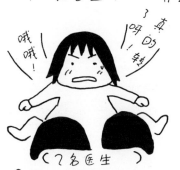

哦哦！
其的转！
呼呼！

输了让子宫变柔软的点滴后，由医生从肚子上面慢慢将胎儿推移到正确的位置。
（感觉怪怪的，但是并不疼）
之后，胎位恢复正常。

（了名医生）

偶尔，会因为早产，导致出现胎盘早期剥离的问题。

所以术前签署了同意书。

胎位不正也是有可能自然分娩的，也可以在尝试自然分娩不成功后，转为剖宫产。

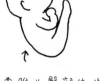

只要胎儿臀部先出来，就没有问题，但脚部先出来，就比较危险了。

一切都要依照孕妇本人的意愿，以及妇产医院方面的建议……

胎位不正也是分为多种形式的。

有时候，也会有怀孕36周之后胎位自然恢复正常的情况出现。

每天都要运动

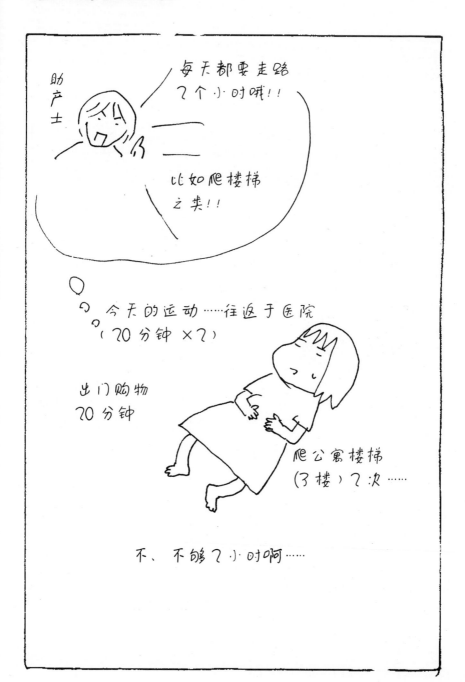

终于要
生啦！

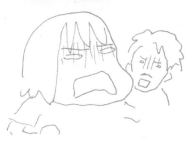

出现阵痛了？

2010年7月7日（星期三）·8日（星期四）

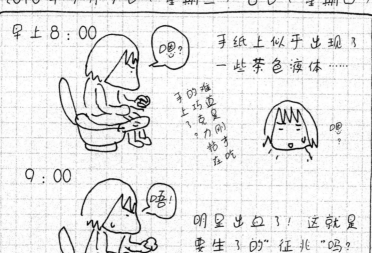

早上8:00

嗯?

手纸上似乎出现了一些茶色液体……

手纸上似乎是巧克力刚才在吃了？

嗯?

9:00

唔!

明显出血了！这就是要生了的"征兆"吗？

在网上查了一下，说是生孩子的前1~7天都有可能出现阵痛。不过还是可以照常洗澡生活。

第二天，也就是8日的时候，出血量（茶色）多得需要垫上护垫了。

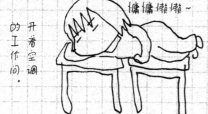

慵慵懒懒~

的工作间。开着空调

或许是因为完全没有运动吧，阵痛也没有太大感觉~

晚上继续做骨盆体操。

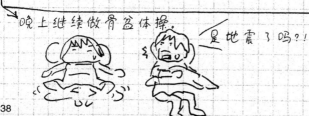

是地震了吗?!

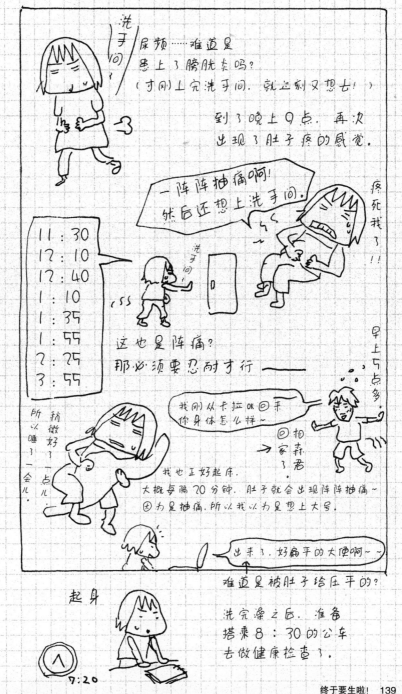

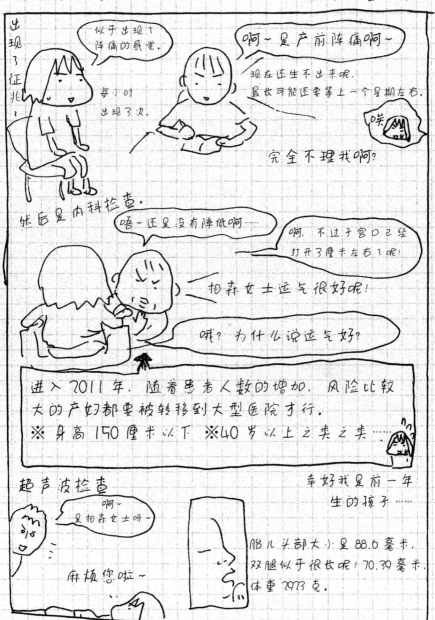

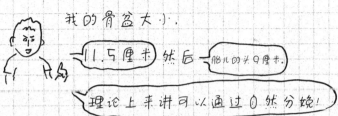

我的骨盆大小.

11.5厘米 然后 胎儿的头9厘米.

理论上来讲可以通过自然分娩!

医生是这么说的.

应该没有问题吧.

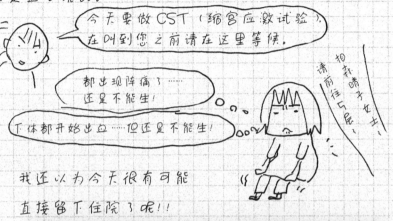

今天要做CST（缩宫应激试验）. 在叫到您之前请在这里等候.

都出现阵痛了……还是不能生!

下体都开始出血……但还是不能生!

请相我晴子女士. 前往口腔.

我还以为今天很有可能

直接留下住院了呢!!

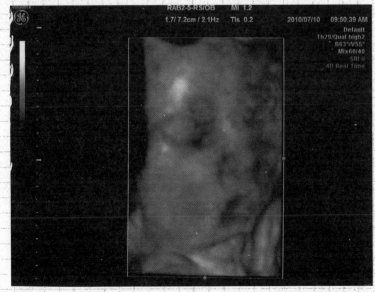

RAB2-5-RS/OB   MI 1.2
1.7/7.2cm / 2.1Hz   TIs 0.2   2010/07/10   09:50:39 AM
Default
Th29/Qual high2
B63°/V55°
Mix60/40
SRI II
4D Real Time

CST

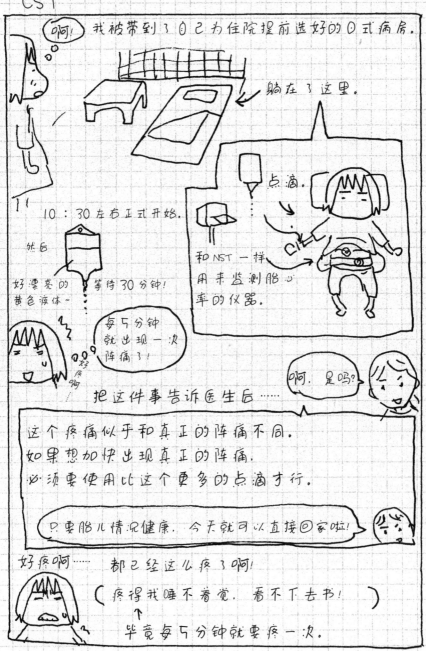

每过1小时，都会让我去一趟洗手间。
开始内科诊疗后，出血量明显增加。
尿频感也比较强烈。
感觉随时都可能排尿出来似的。

← 插着点滴上洗手间！

阵痛也越来越强烈！

腰也好疼啊!!

很疼!! 身体很重

这个检查要做到什么时候才算完啊～

要把点滴完全输完才行呢！

现在是13:30。
还要再做一个半小时左右？
不是吧～

区区一个检查都会让人这么难受，之后还要自己走回家吧?!

真不想继续做下去了!!

呼呼～

← 如果不呼吸，胎儿的胎心率就会出现紊乱

（ 经常疼得我喘不过气来！ ）

15:00

我要检查一下您的子宫状况。

啊，请吧。 怎么还没完啊？

医生脱下我的裤子，并把手伸进去做检查。

唔？

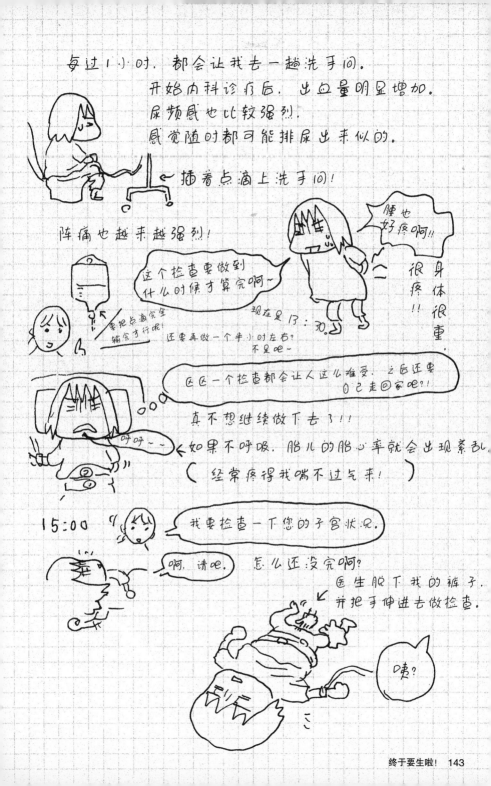

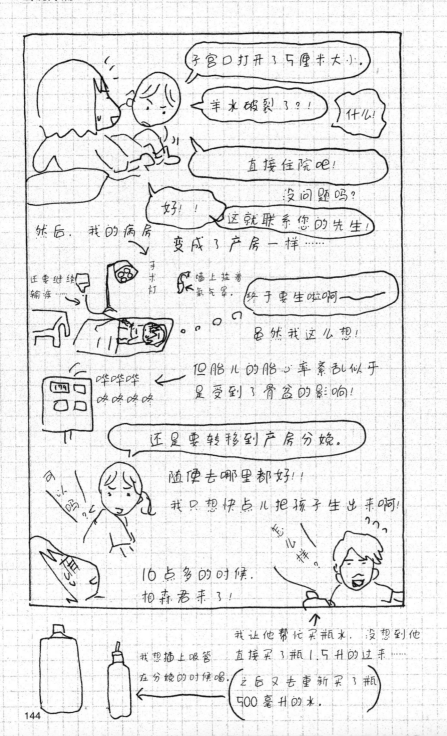

之后，转移到了产房。仍旧插着点滴。

（点滴还增加了一袋。）

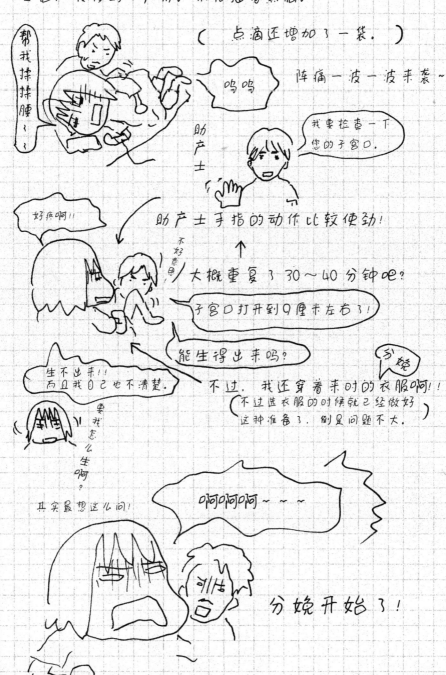

帮我揉揉腰～～

呜呜

阵痛一波一波来袭～

助产士

我要检查一下您的子宫口。

好疼啊!!

不好意思

助产士手指的动作比较使劲!

大概重复了30～40分钟吧?

子宫口打开到9厘米左右了!

能生得出来吗?

生不出来!!
而且我自己也不清楚。

要我怎么生啊?

不过，我还穿着来时的衣服啊!!
（不过选衣服的时候就已经做好
这种准备了，倒是问题不大。）

分娩

其实最想这么问!

啊啊啊啊～～～

分娩开始了!

终于要生啦!

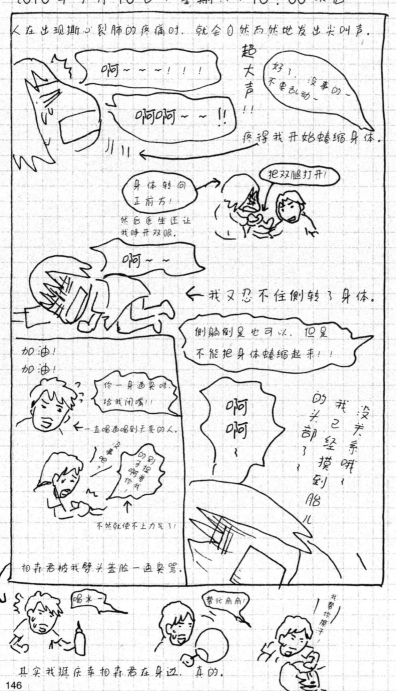

2010年7月10日(星期六)16:00以后~

感觉就像要拉出一个超级大的大便一样。

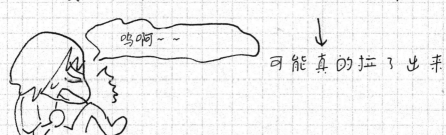

呜啊~~

↓

可能真的拉了出来~

但是就像有堵墙挡住了大便一样……

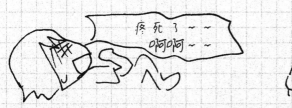

疼死了~~
啊啊~~

浦野医生来了。

看看我

试了好几次，但还是生不出来！

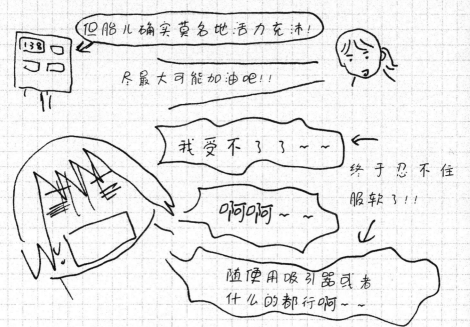

但胎儿确实莫名地活力充沛！

138

尽最大可能加油吧！！

我受不了了~~

←

终于忍不住
服软了！！

啊啊~~

↓

随便用吸引器或者
什么的都行啊~~

已经过去了小时了。

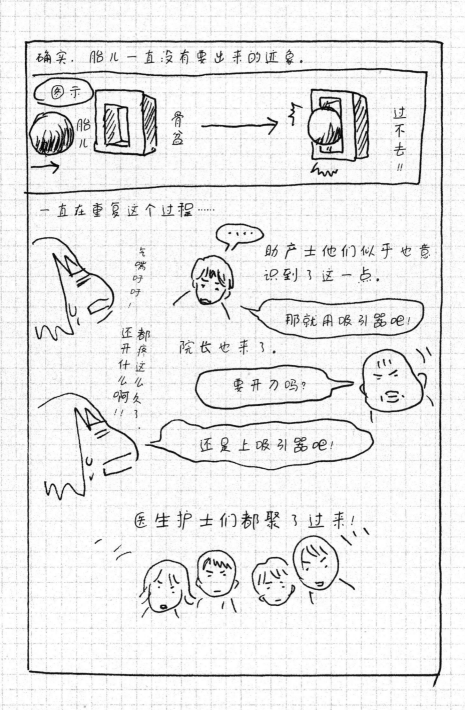

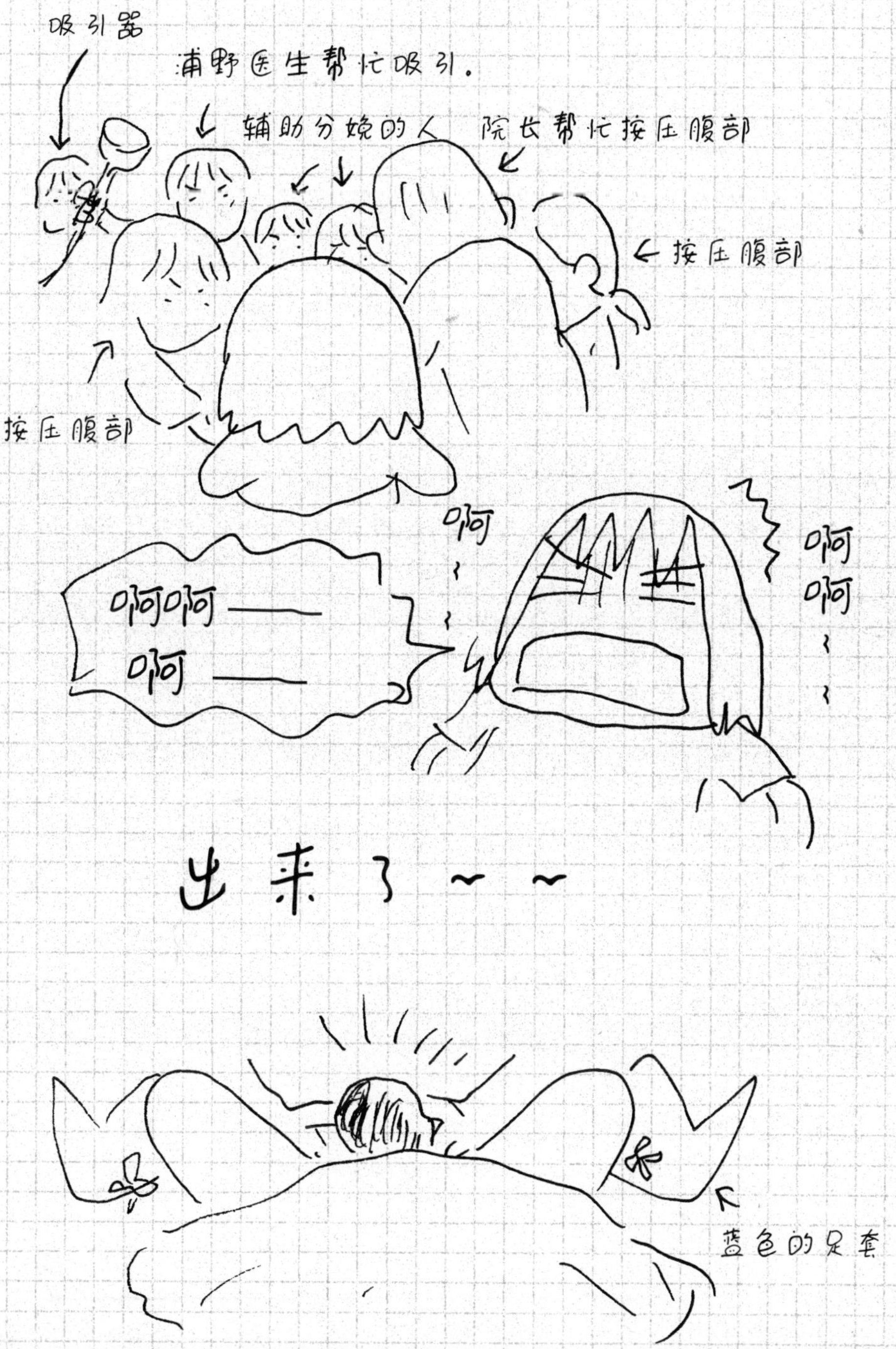

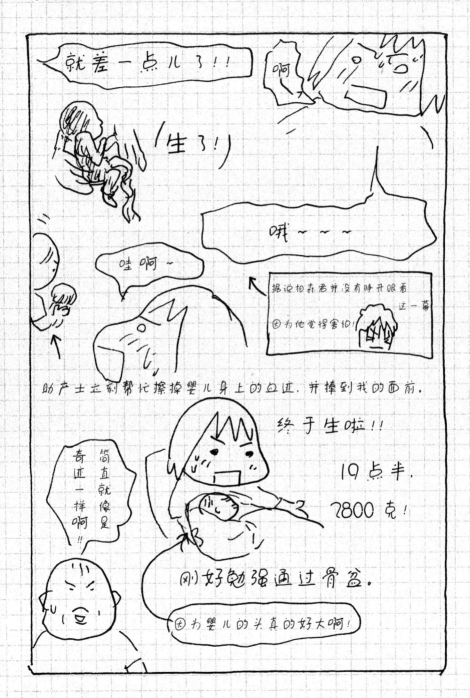

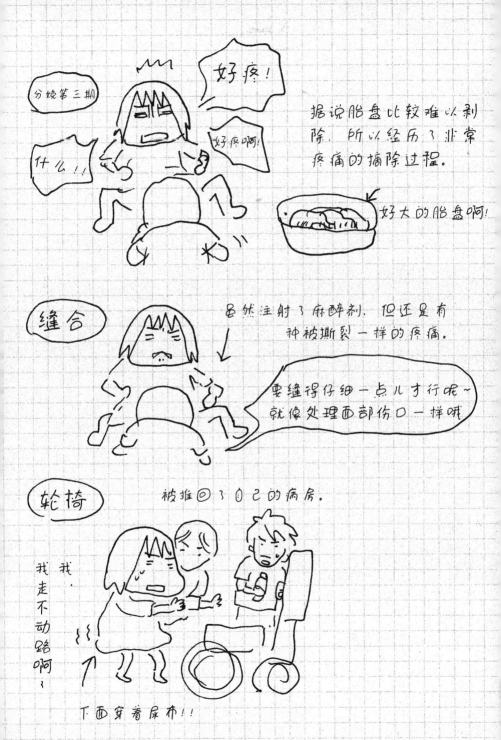

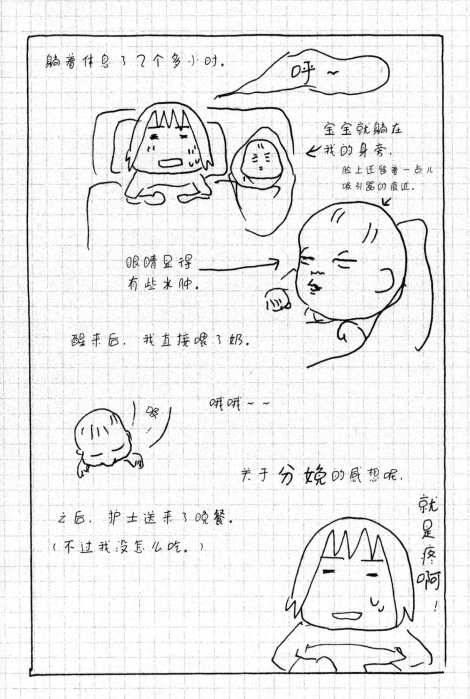

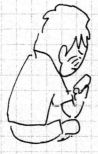

相森君忙着发
邮件通知大家。

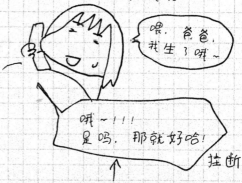

而我呢！

喂，爸爸，
我生了哦~

哦~！！！
是吗，那就好哈！

↑ 挂断

说了这么一句就被挂了。
似乎是我父亲一激动就着急挂掉了。

宝宝暂时被医生带走。

似乎是要注射维生素K……

回来之后，我们三个人并排睡下了。

为避免挤压到宝宝。

↙ 相森君去睡角落了。

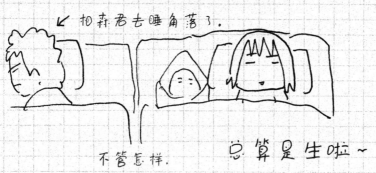

不管怎样。　　　总算是生啦~

整个分娩过程我都记不大清楚了。

途中还进行了肌肉注射，也就是打了麻醉药……

虽然把摄像机
交给了相森君。

但他什么也没拍下来……

终于要生啦!

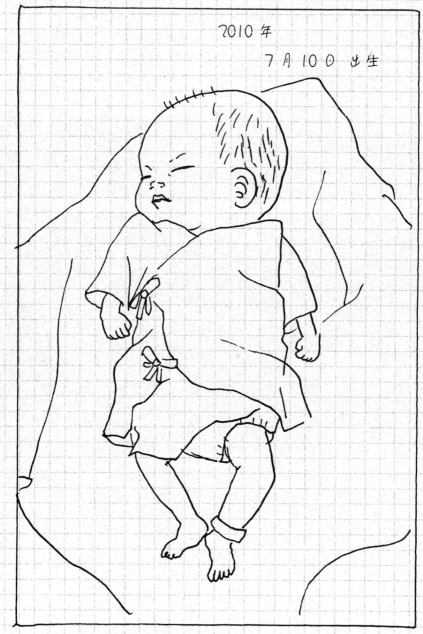

2010 年

7 月 10 日 出生

晚上 7:33　狭窄部位吸引分娩

体重2812克　身高51.0厘米　胸围30.0厘米　头围34.0厘米

7月10日～7月14日 住院

住院中的生活

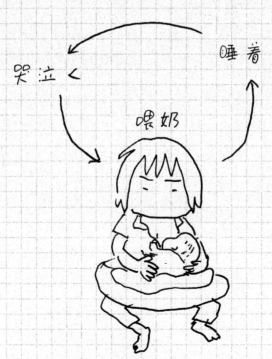

哭泣

睡着

喂奶

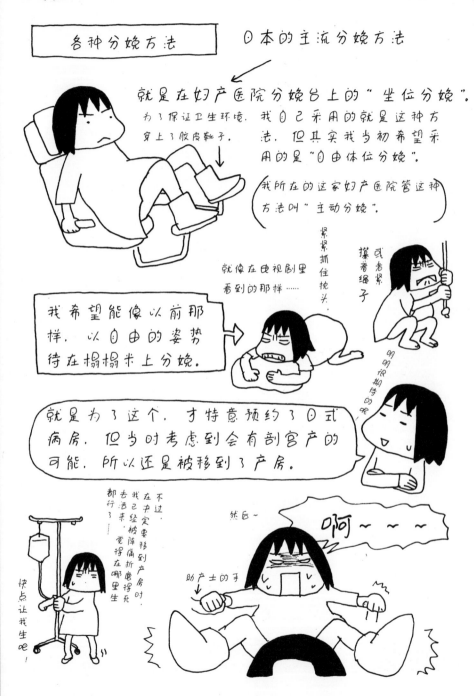

各种分娩方法

日本的主流分娩方法

就是在妇产医院分娩台上的"生位分娩"。

为了保证卫生环境，穿上了胶皮靴子。

我自己采用的就是这种方法。但其实我当初希望采用的是"自由体位分娩"。

我所在的这家妇产医院管这种方法叫"主动分娩"。

我希望能像以前那样，以自由的姿势待在榻榻米上分娩。

就像在电视剧里看到的那样……

紧紧抓住枕头。

我看紧攥着绳子。

明明很期待的呢。

就是为了这个，才特意预约了日式病房。但当时考虑到会有剖宫产的可能，所以还是被移到了产房。

不过，在决定要被移到产房时，我已经被阵痛折磨得要死。觉得在哪里生都行了……

快点让我生吧！

然后～

助产士的手

啊～～～

分娩台真是设计巧妙啊……特意做成适宜分娩的形状。
如果我的第一胎是生在了日式病房……

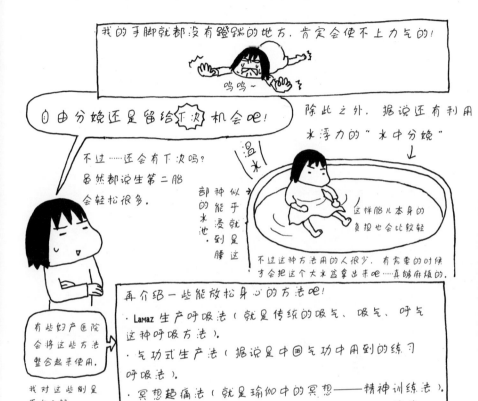

我的手脚就都没有蹬踹的地方，肯定会使不上力气的！

呜呜~

自由分娩还是留给下次机会吧！

不过……还会有下次吗？
虽然都说生第二胎
会轻松很多。

除此之外，据说还有利用
水浮力的"水中分娩"↓

温水

似乎就是这种能浸到腰部的水池。

这样胎儿本身的
负担也会比较轻

不过这种方法用的人很少。有需要的时候
才会把这个大水盆拿出来吧……真够麻烦的。

有些妇产医院
会将这些方法
整合起来使用。

我对这些倒是
不太了解……

再介绍一些能放松身心的方法吧！
·Lamaz 生产呼吸法（就是传统的吸气、吸气、呼气
这种呼吸方法）。
·气功式生产法（据说是中国气功中用到的练习
呼吸法）。
·冥想超痛法（就是瑜伽中的冥想——精神训练法）。
等等

再有就是，关于借助医疗力量的分娩方法：
·剖宫产（主要用在难以自然分娩的时候）。
·无痛分娩（利用麻醉药消除分娩时候的痛苦）。

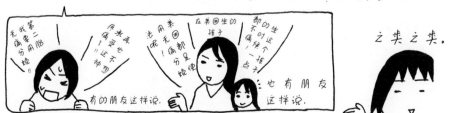

我第二胎要用无痛分娩！！

你英文也"一窍不通"

去用英国的无痛分娩吧！

在美国生的孩子都用无痛分娩。

都的生不的时痛个这孩子一点儿

有的朋友这样说。

也有朋友
这样说。

之类之类。

结束语

距离分娩已经过去半年多了。

我不由得感叹时间过得真快啊~
而且怀孕、分娩的过程就像已经过去了很久很久似的。

无论是麻烦的孕妇生活
还是痛苦的分娩过程——

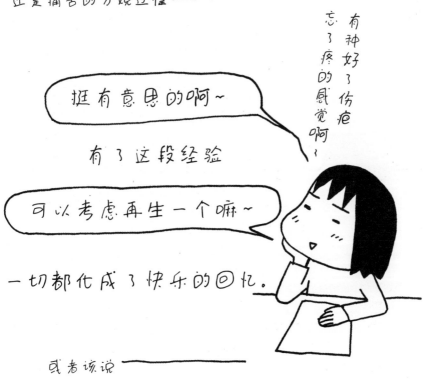

有种好了伤疤忘了疼的感觉啊~

挺有意思的啊~

有了这段经验

可以考虑再生一个嘛~

一切都化成了快乐的回忆。

或者该说——

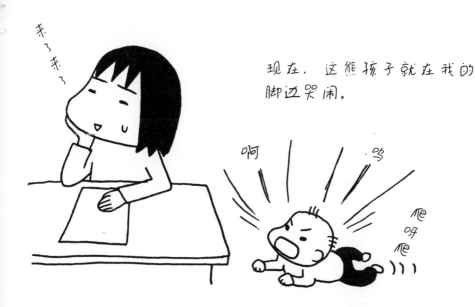

现在，这熊孩子就在我的脚边哭闹。

现在迎来的是 41 岁的育儿生活。

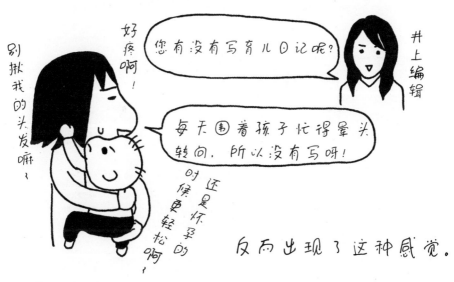

反而出现了这种感觉。

或许将来，我还会写上一本关于育儿的书。
到时也请大家多多捧场啦。

2011 年 7 月吉日
大田垣晴子

原书名：40 SAI! NINSHIN-NIKKI

Copyright © 2011 OTAGAKI Seiko

All rights reserved

Original Japanese edition published by Bungeishunju Ltd., 2011

Chinese (in simplified character only) translation rights in PRC reserved by Lightbook(Beijing) Co., Ltd, under the license granted by OTAGAKI Seiko, arranged with Bungeishunju Ltd., through EYE Beijing Representative Office.

图书在版编目（ＣＩＰ）数据

40 岁妊娠日记 /（日）大田垣晴子著 ; 安潇潇译 .

-- 哈尔滨 : 黑龙江科学技术出版社 , 2014.12

ISBN 978-7-5388-8120-2

Ⅰ . ① 4… Ⅱ . ①大… ②安… Ⅲ . ①妊娠期—妇幼保健—基本知识 Ⅳ . ① R715.3

中国版本图书馆 CIP 数据核字 (2014) 第 298807 号

40 岁妊娠日记
40 SUI REN SHEN RI JI

作　　者	（日）大田垣晴子	
译　　者	安潇潇	
责任编辑	焦　琰	
封面设计	番洋树	
出　　版	黑龙江科学技术出版社	
	地址 : 哈尔滨市南岗区建设街 41 号　邮编 : 150001	
	电话 :（0451）53642106　传真 :（0451）53642143	
	网址 : www.lkcbs.cn　www.lkpub.cn	
发　　行	全国新华书店	
印　　刷	北京佳信达欣艺术印刷有限公司	
开　　本	880mm×1230 mm　1/32	
印　　张	5	
字　　数	90 千字	
版　　次	2015 年 8 月第 1 版 2015 年 8 月第 1 次印刷	
书　　号	ISBN 978-7-5388-8120-2 / R・2430	
定　　价	32.00 元	